Ein Vogel hat niemals Angst davor, dass der Ast unter ihm wegbrechen könnte. Nicht, weil er dem Ast vertraut, sondern seinen eigenen Flügeln. Verliere nie den Glauben an dich selbst.

– Autor unbekannt –

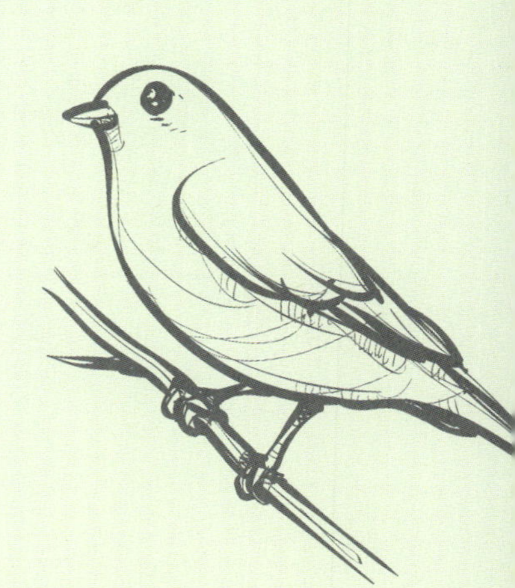

Illustration: freepik

Zitrone

Wegbegleiter im Umgang mit Krebs und Krankheit

im Kopf

Motivationsbuch für Menschen,
die direkt oder indirekt von Krebs betroffen sind.
Eine Unterstützung – nicht nur für Erkrankte,
sondern auch im Sinne der Prävention.
Mit Optimismus, ganzheitlicher Therapiebetrachtung,
sinnvoller Ernährung
und Sport Psyche und Immunsystem stärken.

STARK gegen KREBS e.V.

ISBN 978-3-96285-069-2
Salier Verlag

3. erweiterte Auflage, Januar 2024

Umschlaggestaltung: Bianca Schramm
Umschlagfoto: Cornelius Rinne
Korrektorat: Eva Sengel, Michelle Spillner
Satz & Layout: Bianca Schramm

Herstellung & Vertrieb: Salier Verlag
ein Imprint der SalierGroup GmbH
Eichberg 21, 98673 Eisfeld
Printed in the E. U.

www.salierverlag.de

Danke an die vielen Menschen, die mir bei der Erstellung des Buches geholfen haben. Danke an Michelle Spillner für die kritische Textüberarbeitung, an Bianca Schramm für die grafische Gestaltung.

Danke an Eva Sengel für das Korrektorat und an die Unterstützung bei vielen textlichen Überarbeitungen bei Flyer-Erstellungen sowie die Gestaltung unserer Festschrift zum 10-jährigen.

Danke auch an alle Unterstützer meiner Vorträge,
für die Hilfe bei den Texten für die Flyer und bei den Plakaten
an Matthias Hischer und Oliver Wiessmann.

Danke auch an alle Vorstandsmitglieder des Vereins STARK gegen KREBS.

Mein besonderer Dank auch an Jens Rusch und die Wattolümpiade in Brunsbüttel für die Überlassung und Verwendung des Namens STARK gegen KREBS.

Ich danke auch allen anderen hier nicht namentlich genannten Personen.

Da sich in der Medizin schnell etwas ändern kann hinsichtlich Therapien und medizinischen Empfehlungen, haben wir auf der Website

www.Zitrone-im-Kopf.de

ein Portal zu den neuesten Empfehlungen in der Krebstherapie eingerichtet. Dort werden, sofern diese Informationen zuverlässig sind, diese in Bezug zu unseren Buchseiten veröffentlicht.
Schauen Sie gelegentlich mal dort rein.

Liebe Leserinnen und Leser,

dies ist die dritte Auflage des Motivationsbuchs für Menschen, die direkt oder indirekt von Krebs betroffen sind. Es ist ein vollumfänglicher Ratgeber für den Umgang mit Krebserkrankungen in jeglicher Hinsicht. Er bietet Rat: von medizinisch fundiertem Hintergrundwissen über Stärkendes für Psyche und Geist bis zu praktischen Tipps. Davon kann jeder profitieren – auch im Umgang mit anderen schwerwiegenden oder chronischen Erkrankungen. „Zitrone im Kopf" wendet sich an jeden Menschen und unterstützt Sie als Direktbetroffener ebenso wie Angehörige oder Freunde im Umgang mit Betroffenen. Dieses Buch ist eine Unterstützung – nicht nur für Erkrankte, sondern auch im Sinne der Prävention, als Krebsvorsorge.

Die Resonanz auf die erste Auflage dieses Buches war überwältigend positiv, so dass nicht einmal zwei Jahre nach der Ersterscheinung die zweite, überarbeitete und erweiterte Auflage erschienen ist. Die dritte Auflage wurde erneut weiter überarbeitet und ergänzt: Hinzugekommen sind das Kapitel zum Umgang mit Betroffenen und zum Erkennen und Unterstützen von Erkrankten im Arbeitsumfeld und im privaten Bereich. Außerdem gibt es Hinweise dazu, wie und wo man verlässliche Informationen im Internet findet.

Neues, entscheidendes Element ist die Quintessenz im Mittelteil des Buches. Diese Quintessenz stellt meines Erachtens das Fundament im Umgang mit schweren Erkrankungen und bei der Vermeidung solcher dar. Dort habe ich die wesentlichen Informationen als eine Art Kompendium des Gesamtbuchs zusammengefasst. Auf diesen zentralen Seiten können Sie sich als Leser oder Leserin mit überschaubarem Aufwand Zugang zu den wichtigsten Motivationspunkten verschaffen. Es soll auch dazu einladen, vielleicht immer mal wieder einen Blick in diesen kleinen, essenziellen Teil des Ratgebers zu werfen und dabei unterstützend dranzubleiben, ohne noch mal das ganze Buch lesen zu müssen. Es ist der Kern des Motivationsbuchs.

Erweitert wurde auch der Bereich der ergänzenden Literaturangaben. Zudem wurde manches aktualisiert und ergänzt. Und Sie erfahren – damit kommen wir Nachfragen nach – noch ein wenig ausführlicher, wer hinter dem Verein „STARK gegen KREBS“ und meiner Person steckt.

Das Buch „Zitrone im Kopf“ ist die logische Fortführung des Engagements des Vereins „STARK gegen KREBS“, da die Besucher und Besucherinnen meiner Motivationsvorträge vermehrt den Wunsch nach passender Literatur äußerten, das Gehörte zu Hause nochmals nachlesen zu können.

Im Auftrag des Vereins „STARK gegen KREBS“ habe ich seit 2013 mehr als 140 Motivationsvorträge in mehr als **100** Städten gehalten sowie eine Viertelmillion Euro Spendengelder generiert und an karitative Einrichtungen weitergegeben. Jeder Euro aus den Spendendosen wird zu 100 Prozent weitergereicht. Die Reisekosten zu den Veranstaltungen werden von mir privat getragen. Hinzu kommen unzählige individuelle Beratungen und Begleitungen Krebsbetroffener und ihrer Angehöriger.

Wann und wo öffentliche Vorträge stattfinden, entnehmen Sie dem Veranstaltungskalender der Website: **www.STARKgegenKREBS.de**.

Dort finden Sie auch viele weitere, zum Teil das Buch ergänzende Informationen und Neuigkeiten.

Sie möchten, dass ich mit meinem Motivationsvortrag „Diagnose Krebs – mit Optimismus Leben verändern“ zu Ihnen komme – in Ihren Wohnort, zu Ihrem Verein, Ihrer Selbsthilfegruppe, Ihrer Firma ...? Dann nehmen Sie bitte Kontakt auf:

Verein@STARKgegenKREBS.de

Dr. med. Bernd Schmude, Krebsüberlebender
Frankfurt am Main, 2024

Zitrone im Kopf

Die Sonne des Südens hat all ihre Kraft dort hineingesteckt. Gelbes Licht strahlt uns an, gibt uns jeden Strahl reflektierend zurück und verwandelt ihn in einen Klang voller Harmonie und in eine Explosion der Sinne. Säfte strömen aus all ihren Kanälen hinzu und vermischen sich mit ihr. Verwandeln die Explosionen in ein mildes Raunen.

Oh, wie sieht sie lecker aus, die Zitrone. Und welche Kraft von ihrer Vorstellung in unserer Psyche ausgelöst wird, ist beachtlich.

Wie Optimismus und positive Lebenseinstellung das Überleben bei einer Krebserkrankung sichern oder das Leben verlängern.

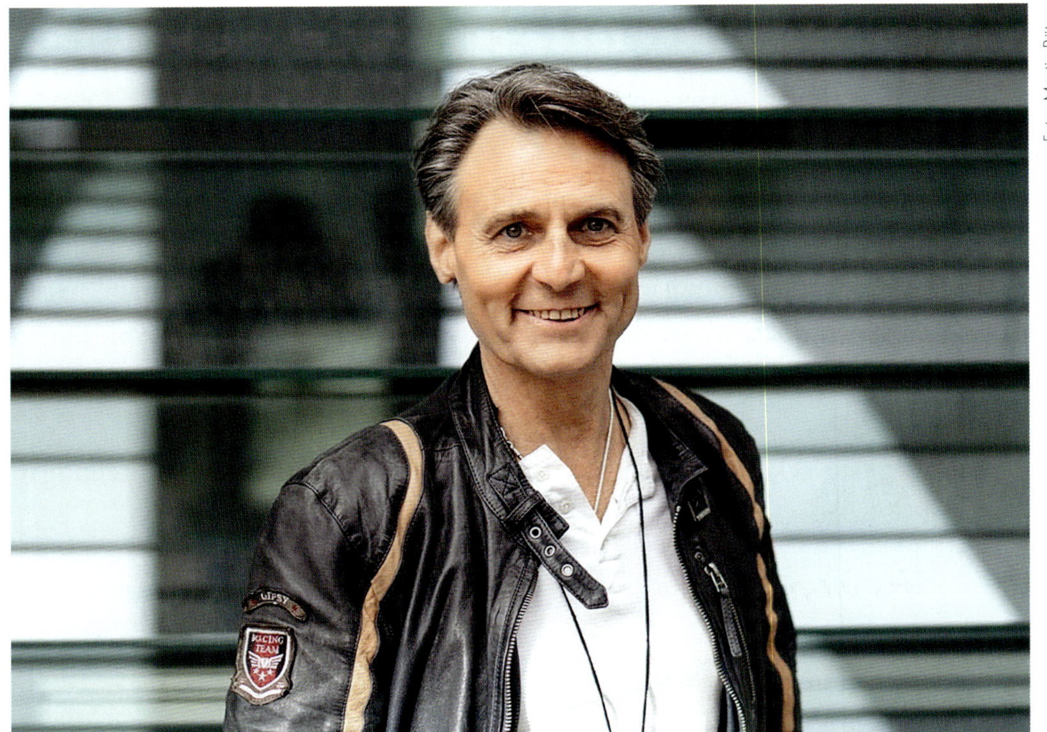

Foto: Martin Bütow

Geleitwort von Wolfgang Bahro

Wenn man Krebs hat, ist Aufgeben keine Option. Deshalb ist es so wichtig, dass es Menschen und Organisationen gibt, die Betroffene im Kampf gegen die Krankheit unterstützen.

Dr. med. Bernd Schmude ist ein solcher Mensch. Nach einer eigenen Krebs-Erkrankung gründete er 2013 den Verein „Stark gegen Krebs" in Frankfurt am Main. Er unterstützt ehrenamtlich Krebskranke und ihre Angehörigen als Berater und Begleiter, ist mit seinen Mutmach-Vorträgen bundesweit aufklärerisch und stärkend unterwegs und generiert Spendengelder, die er an karitative Einrichtungen weitergibt. Auch dieses Begleitbuch zu seinen Vorträgen, „Zitrone im Kopf", ist ein Mutmacher.

Solch herausragendes Engagement braucht unsere Gesellschaft, und dieses Engagement wiederum braucht Stärke, Zuversicht, Durchhaltevermögen und wiederum Unterstützer. Und unsere Gesellschaft braucht Menschen, die über den Mainstream hinausdenken, Menschen, die weiterdenken, die einen ganzheitlichen Ansatz verfolgen – auch zu diesen ist Dr. Bernd Schmude zu zählen. Seine Expertise als Allgemeinmediziner und der Inhalt seines Buches gehen über fundiertes medizinisches Fachwissen hinaus, hin zum ganzheitlichen Ansatz. Als ich von seinem Engagement erfahren und sein Buch gelesen hatte, fiel mir eine Erkenntnis des deutschen Dichters und Philosophen Friedrich Schiller ein:

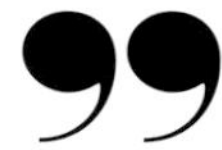

Es ist der Geist, der sich den Körper baut.

Friedrich Schiller

In diesem Gedanken steckt mehr Wahrheit, als man auf den ersten Blick vermuten mag. Zu dieser Überzeugung bin ich während meines Studiums der Psychologie in Berlin gekommen. Ich verspürte zwar schon sehr früh den Wunsch, die Schauspielerei zu meinem Beruf zu machen, aber mein Vater war davon überhaupt nicht begeistert und überredete mich, doch wenigstens vorher noch einen „anständigen" Beruf zu erlernen. So tat ich ihm den Gefallen und begann ein Psychologiestudium an der Freien Universität Berlin.

Dort hatte ich ein eindrückliches Erlebnis: Der Dozent, der uns in die Welt der Hypnose einführte, erklärte uns die verschiedenen Methoden, Menschen in Trance-Zustand zu versetzen. Er wollte uns davon überzeugen, dass unser Geist die Fähigkeit besitzt, unseren Körper so stark zu beeinflussen, dass dieser Krankheiten selbst heilen kann.

Zum Beweis seiner These bat er einen von uns Studierenden zu sich und hypnotisierte ihn. Als sich der junge Mann tief in dem hypnotischen Zustand befand, suggerierte ihm der Dozent, dass er ihm gleich eine glühende Münze auf den

Handrücken legen werde. Er solle sich nicht erschrecken, er werde einen kurzen stechenden Schmerz verspüren, aber die glühende Münze werde dann sofort wieder entfernt. Wir starrten wie gebannt auf den Hypnotiseur. Er holte ein Geldstück aus seiner Hosentasche und legte es unserem Kommilitonen auf den Handrücken. Der junge Mann schrie vor Schmerzen auf. Der Dozent nahm das Geldstück sofort vom Handrücken, beruhigte den Studenten und holte ihn zurück in die Realität.

Wir waren sehr beeindruckt von dieser Vorführung. Aber jetzt kam es erst: Der Dozent richtete unsere Aufmerksamkeit auf den Handrücken des Studenten. Dort war tatsächlich eine Brandblase in der Größe und Form des Geldstückes zu sehen. „Das ist der Beweis", sagte der Dozent und führte aus: „Der Geist glaubte, es handele sich um glühendes Metall, und der Körper reagiert mit einer Brandblase. Wir können unserem Körper helfen, sich selbst zu heilen, wenn wir ihn mit unserem Geist in die entsprechende Richtung lenken." Dieses Experiment hat mich sehr beeindruckt. Und ich bin seitdem fest davon überzeugt, dass wir Krankheiten besser besiegen können, wenn wir nur fest daran glauben und mit den richtigen Suggestionen arbeiten.

Ich wünsche Dr. Bernd Schmude und dem Verein „Stark gegen Krebs", dass sie noch viele Menschen erreichen werden und ihnen auf ihrem schweren Weg durch die Krankheit zur Seite stehen können.

Wolfgang Bahro

Inhaltsverzeichnis

Wie kam es dazu, den Verein STARK gegen KREBS e.V. Frankfurt zu gründen?

Auf Einladung des Brunsbütteler Künstlers Jens Rusch hielt ich am 24. August 2012 einen Vortrag zum Thema „Krebs und Psyche" bei den 4. Brunsbütteler Krebsinformationstagen. Unter den 60 Besuchern, bei denen es sich überwiegend um Krebsbetroffene handelte, war auch Heinz, ein Freund von Jens. Heinz litt unter Bauchspeicheldrüsenkrebs, war bereits stark abgemagert und in einer kritischen Verfassung. Von Jens wusste ich, dass Heinz nicht mehr lange leben würde.

Als ich meinen Vortrag beendet hatte, kam Heinz zu mir. Er bedankte sich für meinen Einsatz und erklärte mir, dass er jetzt endlich wisse, was er zu tun habe, um dem Krebs die Stirn zu bieten. Dieses Wissen half ihm, noch weitere sieben Jahre zu überleben.

Das Gespräch mit Heinz ließ auch mich nicht los. Ich sagte Jens, dass es schade wäre, den Vortrag nur ein Mal gehalten zu haben. So reifte der Gedanke in mir, einen bundesweiten Verein zu gründen, um mit meinen Vorträgen krebsbetroffene Menschen zu motivieren und ihnen Hoffnung zu spenden.

Dieser Überlegung kam alsbald ein Zufall zu Hilfe. Meine beiden Freunde Marc Ermisch und Marco Sodenkamp beschlossen, eine Benefizgala im Comoedienhaus Wilhelmsbad (Hanau) zugunsten von Stark gegen Krebs – Jens' Initiative in Brunsbüttel – zu veranstalten, und baten mich um Unterstützung. Ich startete sogleich Spendenaufrufe bei Hanauer Unternehmen und Privatpersonen *(siehe Plakat auf der Seite 22)* und konnte so 4500 Euro an Sponsorengeldern generieren, um sämtliche Fixkosten zu decken.

Unter dem Titel „Lebensfreude" feierten wir am 20. April 2013 eine fulminante Spendengala und trugen mit diesem Motto gleichzeitig eine der wichtigsten

„Stark gegen Krebs“ macht Mut

Neuer Verein organisiert ersten Benefizabend mit Stargeiger Iskandar Widjaja

Von Dirk Iding

HANAU • Eine gute Idee macht Schule. Begonnen hat alles im norddeutschen Brunsbüttel. Dort sammelt seit Jahren der gemeinnützige Verein „Wattolümpiade e. V.“ unter dem Motto „Stark gegen Krebs“ Gelder für Krebsbetroffene. Einmal im Jahr richtet der Verein Spaßwettkämpfe im Watt aus und der Erlös - bislang rund 180000 Euro - kommt lokalen Projekten wie der Einrichtung von Krebsberatungsstellen und eines Palliativzimmers in der Westküstenklinik Brunsbüttel zugute.

Nun soll diese gute Idee auch überregional Früchte tragen. Dazu wurde dieser Tage in Abstimmung mit „Wattolümpiade e. V.“ der Verein „Stark gegen Krebs“ mit Vereinssitz in Frankfurt gegründet, der sich am Samstag, 20. April, mit einem Benefiz-Musikabend im Comoedienhaus Wilhelmsbad erstmals der Öffentlichkeit vorstellt. Vorstandsmitglied Marc Ermisch, Hanauer Regisseur und Schauspieler, hat das Programm für diesen Abend konzipiert, durch das der TV-Journalist Hanno Neustadt und Dr. Bernd Schmude, Vorsitzender des Vereins „Stark gegen Krebs“, führen werden. Er versichert, dass sämtliche Eintrittsgelder, die Tickets kosten 33 Euro, „garantiert zu 100 Prozent“ an den Frankfurter Verein Hilfe für krebskranke Kinder und den Verein „Stark gegen Krebs“ fließen werden. Alle Künstler treten an diesem Abend ohne Gage auf, andere Kosten seien bereits durch Sponsorengelder mehr als abgedeckt, versichert Dr. Schmude.

Trotz des ernsten Themas verspricht Marc Ermisch den Besuchern einen „heiteren“ Abend, der nicht umsonst unter dem Motto „Lebensfreude“ stehe. Denn schließlich, so ergänzt Dr. Schmude, ist eines der wesentlichen Ziele des Vereins „Stark gegen Krebs“, den Betroffenen, aber auch deren Angehörigen und Freunden, „Mut zu machen, dass das Leben auch mit einer Erkrankung noch lebenswert ist und bleibt.“ So will der Verein künftig Beratungsstellen auch für Angehörige finanzieren und Infoabende mit Vorträgen und Filmen veranstalten. Daneben werden Spenden gesammelt für Institutionen, wie die Kinderkrebsstation an der Uniklinik Frankfurt, die von dem Frankfurter Verein „Hilfe für krebskranke Kinder“ teilfinanziert wird.

Am Samstag, 20. April, erwartet die Besucher im Comoedienhaus Wilhelmsbad ein ebenso abwechslungsreiches wie attraktives Programm. Stargast ist der international renommierte Violinist Iskandar Widjaja. Der 1986 in Berlin geborene Widjaja ist ein unglaubliches Talent. Er lernte mit vier Jahren Geige, wurde elfjährig an der Hochschule für Musik Berlin aufgenommen, erhielt ein Stipendium für musikalisch Hochbegabte und errang mehrere nationale und internationale Musikpreise. Seine Konzerttouren führten ihn mittlerweile auf alle fünf Kontinente. Er arbeitete zusammen mit Orchestern wie dem Sydney Symphony Orchestra, dem Dubrovnik Symphony Orchestra, dem Sinfonieorchester und der Camerata Berlin, dem l'Orchestre de la Suisse Romande oder dem Jakarta Philharmonia Orchestra.

Daneben treten im Comoedienhaus Wilhelmsbad der Tenor Martin Kellenbenz, einigen Hanauern sicherlich noch bekannt aus der Eigenproduktion „Mordsweiber“, das „Duo Liederlich“ mit Chansons am Piano und die Tanzgruppe „Step by Step“ auf. Karten können per E-Mail unter marketing@hanauer.de oder telefonisch unter 06181 2903545 reserviert werden.

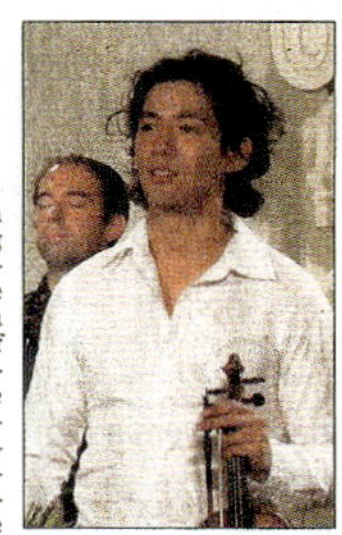

Tritt zugunsten des Vereins „Stark gegen Krebs“ auf: Stargeiger Iskandar Widjaja.

Ausschnitt aus dem Hanauer Anzeiger vom 19. März 2013

Botschaften von Stark gegen Krebs nach außen: Wer im Hier und Jetzt lebt und mit Freude und einem Lächeln auf den Lippen durchs Leben geht, erträgt Schicksalsschläge leichter und tut gleichzeitig etwas für seine Gesundheit. Denn Lachen stärkt das Immunsystem und hält jung. Alt wird man schon von ganz allein.

Alle Künstler, die an diesem Abend auftraten, verzichteten zugunsten der Initiative auf ihre Gage. An dieser Stelle auch nach über zehn Jahren nochmals ein großes Dankeschön an Iskandar Widjaja *(Violinist)*, Martin Kellenbenz *(Tenor)*, das Duo Liederlich *(Chanson mit Piano und Gesang)*, Step by Step *(Dance Company)* und den Moderator des Abends Hanno Neustadt.

Am Ende konnten bei ausverkauftem Haus 9100 Euro an Reingewinn erzielt werden. Zusammen mit der großzügigen Spende eines anderen gemeinnützigen Vereins konnten jeweils 6825 Euro an „Hilfe für krebskranke Kinder in Frankfurt e. V.“ und an die „Schleswig-Holsteinische Krebsgesellschaft“ als Aufbauhilfe eines „Angehörigenzimmers“ der Palliativstation überwiesen werden.

Doch nicht nur das. Die Gala war zugleich Gründungsveranstaltung des gemeinnützigen Vereins STARK gegen KREBS e. V. In aller Eile – wenige Wochen vor dem Abend – war es mir gelungen, den Verein zu gründen und die vorläufige Gemeinnützigkeit vom Finanzamt bestätigt zu bekommen. An dieser Stelle auch

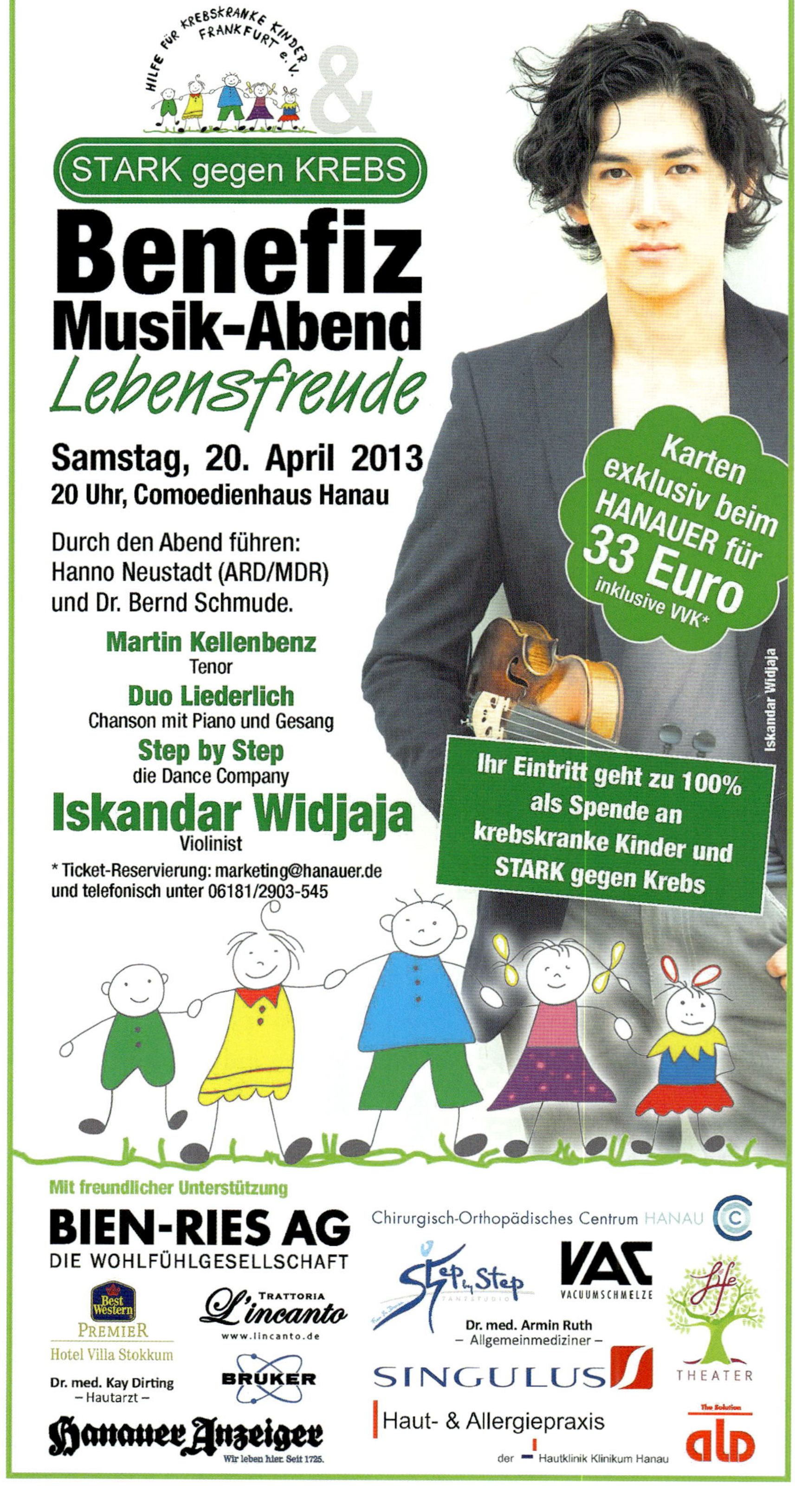
HILFE FÜR KREBSKRANKE KINDER FRANKFURT e.V.
&
STARK gegen KREBS
Benefiz
Musik-Abend
Lebensfreude
Samstag, 20. April 2013
20 Uhr, Comoedienhaus Hanau
Durch den Abend führen:
Hanno Neustadt (ARD/MDR)
und Dr. Bernd Schmude.
Martin Kellenbenz
Tenor
Duo Liederlich
Chanson mit Piano und Gesang
Step by Step
die Dance Company
Iskandar Widjaja
Violinist
* Ticket-Reservierung: marketing@hanauer.de
und telefonisch unter 06181/2903-545
Karten exklusiv beim HANAUER für 33 Euro inklusive VVK*
Iskandar Widjaja
Ihr Eintritt geht zu 100% als Spende an krebskranke Kinder und STARK gegen Krebs
Mit freundlicher Unterstützung
BIEN-RIES AG
DIE WOHLFÜHLGESELLSCHAFT
Chirurgisch-Orthopädisches Centrum HANAU
Step by Step
VAC
VACUUMSCHMELZE
Best Western
PREMIER
Hotel Villa Stokkum
TRATTORIA
L'incanto
www.lincanto.de
Dr. med. Armin Ruth
– Allgemeinmediziner –
Dr. med. Kay Dirting
– Hautarzt –
BRUKER
SINGULUS
THEATER
Haut- & Allergiepraxis
der Hautklinik Klinikum Hanau
Hanauer Anzeiger
Wir leben hier. Seit 1725.
alb

„Stark gegen Krebs"

Erlös von Benefizveranstaltung im Comoedienhaus übergeben

HANAU • Den stattlichen Spendenbetrag von 7000 Euro übergab der gemeinnützige Verein „Stark gegen Krebs" an Dr. Jürgen Vogt, Vorsitzender des Vereins „Hilfe für krebskranke Kinder Frankfurt". Dr. Vogt ist Chefarzt der Chirurgie im Hanauer St. Vinzenz-Krankenhaus.

Der Spendenerlös stammt aus der Gründungs- und Benefizveranstaltung „Lebensfreude", die im April im Comoedienhaus Wilhelmsbad stattfand. Die dort auftretenden Künstler und Sänger, darunter auch Schauspieler Marc Ermisch, verzichteten zu Gunsten der guten Sache auf ihre Gage. Der Gesamterlös von 14000 Euro ging an zwei Krebs-Hilfsprojekte.

„Neben dem Sammeln von Spenden zugunsten von Institutionen für Krebskranke sowie dem Angebot von Krebs-Beratungsstellen wollen wir den Betroffenen auch mit Vorträgen und Filmen dazu ermutigen, das eigene Schicksal trotz Krebserkrankung als lebenswert anzunehmen und anregen, das Leben weiterhin aktiv zu gestalten", erläuterte Dr. Bernd Schmude, Vorsitzender von „Stark gegen Krebs", der selbst auch schon an Krebs erkrankt war. „Durch meinen Vortrag auf den alljährlich stattfindenden Brunsbütteler Krebsinformationstagen kam ich mit anderen Betroffenen in Kontakt und merkte wie wichtig es für sie war, Mut zugesprochen zu bekommen."

In Dr. Schmude reifte so der Gedanke, die Idee von „Stark gegen Krebs" nicht nur auf lokaler Ebene, sondern bundesweit weiterleben zu lassen. Vom Verein „Wattolümpiade e.V.". durfte er Logo und Namen für die Aktion übernehmen.

„Die Arbeit im Verein ist ehrenamtlich, alle Spendenerlöse werden zu 100 Prozent an Krebshilfe-Institutionen weitergereicht oder zur Finanzierung von Krebsberatungsstellen verwendet", erläuterte Dr. Schmude.

Weitere 7000 Euro wurden bereits an eine andere Organisation in Norddeutschland übergeben. • hoh

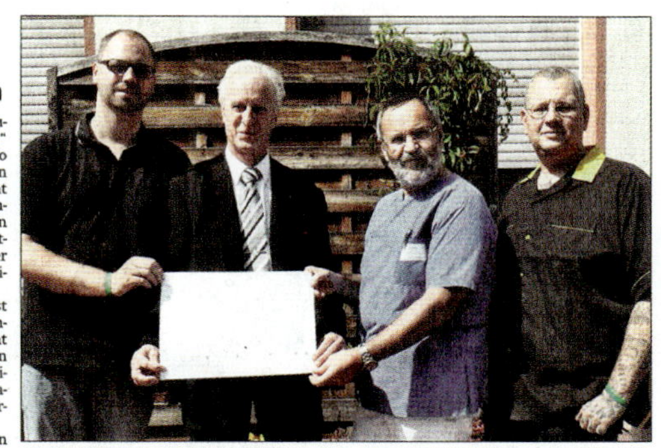

Marc Ermisch, Dr. Bernd Schmude und Marc Sodenkamp (von links) übergaben einen Scheck in Höhe von 7000 Euro an Dr. Jürgen Vogt (Zweiter von rechts), Vorsitzender des Vereins „Hilfe für krebskranke Kinder Frankfurt". • Foto: Hackendahl

Ausschnitt aus der Hanau-Post vom 24. August.2013.

mal ein großes Dankeschön an das Registergericht und an das Finanzamt Frankfurt für die sehr schnelle (vier Wochen) Bearbeitung unserer Unterlagen.

Seitdem bin ich bundesweit mit meinen Motivationsvorträgen unterwegs und sammle Geld für karitative Einrichtungen, das zu 100 Prozent für gute Zwecke weitergereicht wird. Bis Ende 2023 kam so eine Viertelmillion an Spendengeldern zusammen.

Meine Reise- und Hotelkosten zu den Vorträgen trage ich immer selbst. Buchen kann mich jeder. Alles, was ich benötige, sind lediglich zwei bis drei Terminvorschläge, einen Raum mit einer weißen Wand oder einer Leinwand. Pressematerial und Plakate werden gestellt. Und schon bin ich da! Kosten für den Veranstalter entstehen keine.

Anfragen bitte an: Vorstand@STARKgegenKREBS.de

Mit STARKEN Grüßen aus Frankfurt

Ihr Dr. Bernd Schmude

Meine Geschichte

Ich beginne dieses Buch mit einer Geschichte – meiner Geschichte –, die ich auch meinen Vorträgen voranstelle. Ich gewähre Ihnen den Blick in mein Leben und in ein Tagebuch – mein Tagebuch.

Der 28. April 1998 war der Tag, der mein Leben entscheidend veränderte, und ich vermochte die Umfänglichkeit der Veränderung nur zu erahnen.

Bis zum Tag meiner Diagnose war ich selten krank gewesen. Die meiste Zeit stand ich selbst als Behandler an Krankenbetten, vor den Patienten. Aber von diesem Tag an veränderte sich alles, innerhalb von Sekunden. Ich war nun selbst ein Patient mit der Diagnose Krebs, Lymphdrüsenkrebs, ein Non-Hodgkin-Lymphom.

Es war der Beginn einer langen Geschichte. Nach der ersten Therapie 1998 kam im Jahr 2000 das Rezidiv, ein Rückfall. Es folgten eine Hochdosis-Chemotherapie und eine autologe Stammzelltransplantation und drauffolgend eine Resttumorbestrahlung, nahe dem Aortenbogen im Herzbereich.

Während dieser Zeit habe ich Tagebuch geschrieben. 160 Seiten. Das hat mir geholfen, mit meinen Problemen in Zusammenhang mit der Erkrankung, der Therapie und den Nebenwirkungen besser zurechtzukommen. Heute ist das Tagebuch mir viel mehr als nur Erinnerung. Es macht mir Mut und zeigt mir auf, was ich zu leisten imstande bin.

Ich lebe, und es geht mir gut. Nun gut, ein paar Restschäden sind geblieben. Die Fußzehen sind taub, ich bin kälteempfindlicher geworden, und mein Gehör hat im Hochtonbereich gelitten. Aber ich bin hier, mehr als 25 Jahre später.

Erkrankt 1998 wurde mir damals noch eine Lebenserwartung von drei Jahren genannt. Drei Jahre!? Nein, das kann nicht sein, schoss es mir durch den Kopf. Drei Jahre, das ist doch kaum noch was, das darf nicht sein, das akzeptiere ich nicht. Ich konnte oft nachts nicht schlafen, bin wieder aufgestanden und habe meine Gedanken niedergeschrieben. Ein, zwei oder drei und manchmal vier Stunden habe ich vor dem Computer gesessen. Danach ging es mir besser. Später habe ich mich entschlossen, andere Menschen zu ermutigen, stark zu bleiben, und ihnen Wege aufzuzeigen, um mit der Erkrankung besser umzugehen.

So gründete ich den gemeinnützigen Verein STARK gegen KREBS mit Sitz in Frankfurt. Seither habe ich viele Gespräche geführt, mich intensiv mit Krebs und all seinen Begleiterscheinungen auseinandergesetzt, mich ständig weitergebildet und vieles reflektiert. Das Thema Krebs begegnet uns jeden Tag. Es betrifft den kleinen Mann an der Ecke ebenso wie den Prominenten. Das Wissen dazu ist ebenso breit wie das Unwissen. Die Möglichkeiten, verlässliche Informationen aus erster Hand, von Betroffenen zu bekommen, sind begrenzt. In den mehr als 20 Jahren intensiver Beschäftigung mit dem Thema und in unzähligen Begegnungen habe ich zu vielen Punkten eine klare Haltung. Ich bin der Auffassung: Hätte sich Steve Jobs, der Apple-Gründer, sofort nach der Diagnose seines seltenen Bauchspeicheldrüsenkrebses (eines endokrinen Tumors) im Herbst 2003 operieren lassen, würde er heute vielleicht noch leben.

Die Verzögerung der Operation um neun Monate und die in der Übergangszeit angewandte alternative Medizin, einschließlich einer speziellen Diät, waren meines Erachtens eine schlechte Entscheidung. Diese Fehlentscheidung musste selbst Steve Jobs letztlich einräumen, und er warnte am Ende seines Lebens davor, es ihm in dieser Weise nachzumachen. Verstehen Sie mich nicht falsch: Alternative Therapien können bei Krebs das Leben der Erkrankten verbessern, sie sollten aber immer komplementärmedizinisch, in Verbindung mit den dem jeweiligen Tumor entsprechenden Standardtherapien, eingesetzt werden.

Noch ein Gedanke vorweg: Die Psyche hat einen großen Einfluss auf den Verlauf einer Erkrankung. Neben einer ausgewogenen und gesunden Ernährung und Sport spielt sie meines Erachtens eine große Rolle im Heilungsprozess. Viele Prozesse im Körper können über die Psyche gesteuert werden. Genauso haben viele Organe im Körper einen Einfluss auf den Kopf. Diese Prozesse sind sogar teilweise im Blut messbar und auch im MRT darstellbar. Und diese Prozesse sind nicht zu unterschätzen.

Ich habe die Erfahrung gemacht: Mit der richtigen Einstellung zum Leben steigen die Chancen auf eine deutliche Verlängerung des Lebens oder sogar auf Heilung einer Krebserkrankung.

Krebs ist heutzutage nicht mehr automatisch gleichbedeutend mit Tod und Leiden. Es geht vielmehr darum, mit der Erkrankung möglichst gut leben zu können und positiv mit ihr umzugehen. Nicht bei jeder Krebserkrankung, aber bei sehr vielen, helfen Mut und Optimismus, das Leben zu verlängern, ja, vielleicht sogar den Krebs zu besiegen.

Fast jeder Zweite in Deutschland wird im Laufe seines Lebens mit einer Krebserkrankung konfrontiert werden. Ob jemand erkrankt oder nicht, hängt von vielen Faktoren ab. Manche Auslöser sind bis heute nicht bekannt, andere genetisch bedingt. Ein Teil davon ist auch abhängig vom Lebensstil jedes Einzelnen. Ungesunde Ernährung, Bewegungsmangel und Übergewicht steigern das Risiko.

Aber natürlich: Selbst wenn Sie kerngesund leben, rundum positiv sind und sich von allen negativen Einflüssen des Lebens fernhalten, die die Entwicklung einer Krebserkrankung begünstigen, selbst dann kann Ihnen niemand garantieren, dass Sie ein Leben lang gesund bleiben.

Die einzige Möglichkeit, keinen Krebs zu bekommen, ist, nicht alt zu werden.

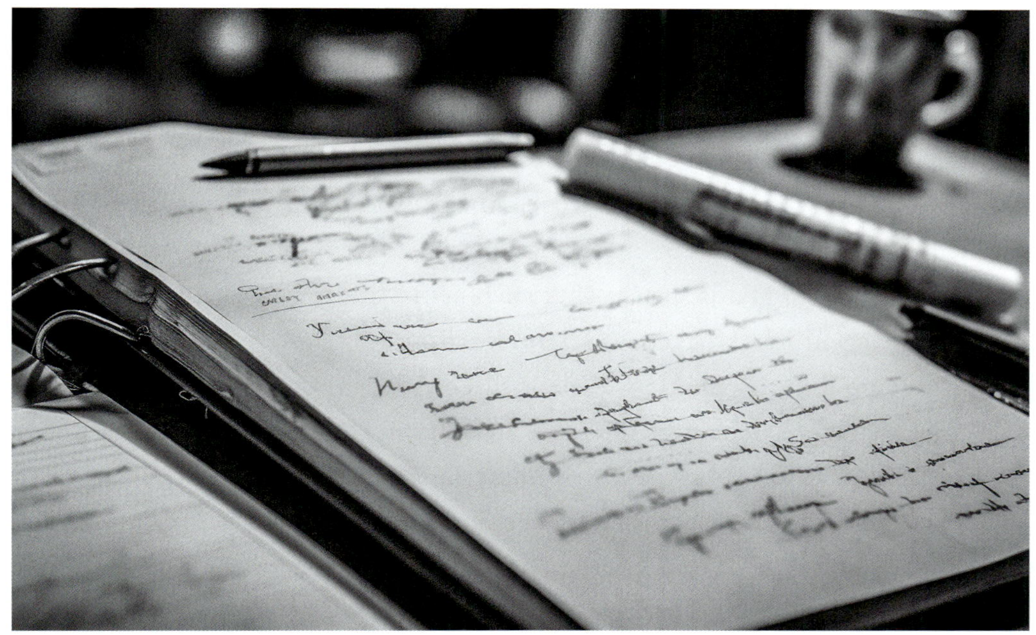

Foto: freepik (vecstock)

Tagebuch – in Auszügen

Damit Sie mich mit meiner Geschichte besser einschätzen können, hier einige Auszüge aus meinem Tagebuch:

Dienstag, 28. April 1998

Dieses Datum werde ich wohl nie vergessen. Ich hatte mich heute Morgen entschlossen, mal meine Lunge röntgen zu lassen. Seit Februar leide ich an einem Hustenreiz und bekomme ihn einfach nicht weg. Heute Vormittag habe ich in einer Röntgenpraxis angerufen und gefragt, ob ich mal kurz zum Lungenröntgen vorbeikommen kann. Ich hätte aber nur kurz Zeit. Kein Problem, wurde mir gesagt, innerhalb einer halben Stunde sei alles erledigt, ich könne ruhig kommen.

Also fahre ich um kurz vor 12 Uhr in die Röntgenpraxis und denke über das nach, was mich plagt und wie lange es mich schon beschäftigt. Seit Februar ist mein Hals wie mit einem Globus zu. Unangenehm. Andererseits: Bei der Skigymnastik und beim Skifahren habe ich keine Probleme, ich bin voll belastbar und kann mit allen mithalten. Beim Squash habe ich immer noch die Nase vorn und gewinne oft. Trotzdem habe ich irgendwie ein Luftproblem. Die Laboruntersuchung im Januar war normal, erinnere ich mich, also kein Grund zur Besorgnis.

Vielleicht hatte ich mit einem Mitarbeiter in der Firma Kontakt, der an Tuberkulose erkrankt ist? Dafür spricht aber auch kein Symptom. Der immer noch anhaltende, gelegentliche trockene Hustenreiz irritiert mich, vor allem morgens. Das lässt mir keine Ruhe. Beim Hals-Nasen-Ohren-Arzt war ich auch schon vor einer Weile. Der hat mir bescheinigt, dass im Rachen- und Halsbereich alles in Ordnung ist. Weiter abgewartet. Nachdem sich immer noch nichts veränderte, kamen mir Bedenken. Ich dachte, dass ich möglicherweise allergische Probleme mit unseren Katzen habe und dass das die Ursache für meine Luftprobleme sein könnte. Was habe ich alles hin und her überlegt ...?

Na ja, aber viel kann es ja nicht sein, denke ich auf der Fahrt zum Röntgen, denn jede sportliche Betätigung meinerseits läuft ja nach wie vor problemlos. Oder vielleicht doch ein Infekt? Ich habe zwischendurch sehr widerwillig Antibiotika eingenommen. Aber auch dadurch keine Änderung meines Hustenreizes. Vielleicht doch allergisch?

Es gab einen Versuch mit Allergiemedikamenten, aber auch da keine Änderung. Dann eben jetzt zum Röntgen. Die Röntgenaufnahme geht sehr schnell, aber dann, ... es kommt ein sehr bedrückt wirkender Arzt ins Sprechzimmer. Er hält meine Lungenaufnahme hoch und sagt, es tue ihm sehr leid ... Ich schaue auf das Bild, und es ist mir, als betrachte ich das Röntgenbild eines anderen Menschen. Mir wird klar: Diese Veränderungen, die ich sehe, sind wohl nicht normal. „Rechts und links neben dem Herzen dichte Schatten“, höre ich den Arzt sagen. Normales Lungengewebe ist nicht mehr zu sehen. Hier spielt sich doch etwas nicht so Gutes ab. Ich komme mir vor, als spreche ich über das Röntgenbild eines Fremden. Der Röntgenarzt bestätigt meinen Verdacht und fragt mich im gleichen Atemzug, ob ich jetzt noch so viel Zeit hätte, CT-Aufnahmen machen zu lassen. Wie in Trance sage ich, dass dies natürlich möglich sei. Ich müsse nur kurz in der Firma anrufen und sagen, dass es später wird. Ich frage ihn, wie lange es wohl jetzt noch dauern werde. Von nun an verläuft für mich alles wie im Traum, wie in Trance. Noch nie ernsthaft erkrankt, finde ich mich plötzlich auf dem CT-Tisch wieder. Die Helferin fragt, ob sie ein Kontrastmittel injizieren dürfe, bereitwillig strecke ich ihr meinen Arm hin. Der CT-Tisch bewegt sich auf und ab, und eine Stimme spricht in mein Ohr: „Einatmen, Luft anhalten ... weiteratmen ..."

Wie ein Roboter funktioniert mein Körper. Ich habe das Zeitgefühl völlig verloren. Der Röntgenarzt kommt zwischendurch und fragt, ob er außer vom Brust- und Bauchraum auch von weiteren Körperteilen CT-Aufnahmen machen dürfe. Er spricht nicht aus, dass er dort nach weiteren Tumoren suchen will.

Der Befund: Tumore im gesamten Bauch- und Brustraum.

Was ist das für ein Tumor? Gutartig oder bösartig? Diese Frage stellt sich bei diesem ausgedehnten Befund eigentlich nicht mehr. Nach der ganzen Prozedur, die anderthalb Stunden gedauert hat, besprechen wir kurz den Befund. Ich überlege nur, ob ich nächstes Jahr noch Skifahren können werde, und frage den Arzt, ob ich mir einen Nachfolger für meine Arbeit suchen muss. Kurz betroffenes Schweigen, dann seine Antwort: „Ich hoffe es nicht." Absurd, an was man in einer solchen Situation denkt.

Er verspricht mir, bis Donnerstag die Bilder befundet zu haben, damit ich weitere Maßnahmen treffen könne. Der Arzt tut mir sehr leid. Er wirkt sehr betroffen. Er scheint gar nicht so recht zu wissen, wie er mich verabschieden soll. Ich fahre zur Arbeit. Dort zurück komme ich mir vor, als würde ich neben mir stehen. Alles wirkt weit weg, meine eigene Stimme klingt, als spreche ein Fremder. Meine Mitarbeiter haben keine Ahnung, weshalb ich so lange weg war und wo ich war. Ich kann es ihnen noch nicht sagen, mein Kopf ist wie leer gefegt. Ich rufe einen guten Freund an und frage ihn, was er mir jetzt raten würde, wohin und zu wem ich jetzt gehen könne. Ich bin nicht in der Lage, selbst Entscheidungen zu treffen. Im Kopf kreisen die Gedanken um alles Mögliche, aber ohne einen klaren Gedanken oder gar einen Entschluss fassen zu können. Die Gedanken kreisen: Was, wenn es ein Tumor ist, der sich gut behandeln lässt? Und was, wenn nicht? Was dann?

Ich bin Arzt. Ich weiß, um das einschätzen zu können, müsste man einen dieser Lymphknoten, dieser Tumore, untersuchen. Also rufe ich den Röntgenarzt an und bitte ihn, auf den Bildern bitte nachzusehen, wo der oberflächlichste und am leichtesten zu erreichende Tumorknoten liegt … bevor man mir den Bauch oder die Brust öffnen muss, um eine Gewebeprobe zu entnehmen. Der ganze Brustkorb und der Bauchraum sind voller Tumore, das Lungengewebe und die Därme sind auf den Röntgenbildern nicht mehr differenziert zu erkennen. Alles sieht aus wie ein einheitlicher grauer Brei. Ich bin wie in Trance, für den Rest des Tages.

Nächster Tagebucheintrag, viel später

Nach einer Gewebeprobe eines befallenen Lymphknotens am Hals ist die Diagnose klar: Lymphdrüsenkrebs, ein niedrig-malignes B-non-Hodgkin-Lymphom vom Typ des Mantelzell-Lymphoms. Stadium IVb, sagt man mir – das letzte Stadium, mehr gibt es nicht. Der Befund: ausgedehnter Befall aller Lymphknoten im gesamten Bauch- und Brustraum. Das Herz ist fast schon ganz vom Tumor eingemauert.

Ein ungünstiger Tumor, weil schlecht zu therapieren, wird mir gesagt. Obendrein bringt die Knochenmarkbiopsie auch noch den Befund, dass schon 20 Prozent des Knochenmarkraumes vom Tumor infiltriert sind. Es heißt: eine durchschnittliche Lebenserwartung von etwa drei Jahren. Vom 4. Juni 1998 an folgen mehrere Zyklen Chemotherapie und Antikörpertherapien mit Mab-Thera. *(Anmerkung: Mab-Thera ist ein monoklonaler Antikörper, der neben der Chemotherapie das Wachstum der Tumore unterbinden soll.)* Alle CT-Kontrollen bis April 2000 sind sodann unauffällig. Es vergehen fast zwei Jahre.

Donnerstag, 27. April 2000

CT-Kontrolle gemacht, habe vorher paradoxerweise die Vorahnung gehabt, es könnte wieder etwas da sein. Und die Befürchtung wird bestätigt. In der rechten Leistengegend ist ein neuer Befund aufgetaucht, und der Knoten im Bereich des linken Schlüsselbeins hat sich vergrößert. Scheißspiel, die Antikörpertherapie greift anscheinend doch nicht überall. Es sind noch Tumorzellen da, die nicht zu den Zellen gehören, die sich mit der Antikörpertherapie beseitigen lassen. Damit stellt sich eine neue Situation ein. Noch mal Chemotherapie? Bestrahlung? Oder doch Knochenmarkspende mit all den Risiken? Eine Entscheidung, die in den nächsten Tagen bis Wochen wohl ansteht. Aber erst noch einmal die CT-Bilder von Fachleuten begutachten lassen, vielleicht noch mal nach München fahren? Zu den Experten für Lymphdrüsenkrebs? Im Grunde habe ich die Nachricht von dem Rezidiv des Tumors recht ruhig aufgenommen.

Ist mir ja auch klar, dass es ein Wunder sein müsste, wenn bei diesem ausgedehnten Tumorbefall jetzt alles in Ordnung wäre, und irgendwie habe ich es immer geahnt und befürchtet. Jetzt stellt sich die Frage: Wie lange es noch weitergeht? Wie oft kann man noch etwas dagegen tun? Wie lange habe ich noch? Erlebe ich noch meinen 50. Geburtstag, oder nicht? Im Kopf kreisen wieder die Gedanken, aber ich kann doch niemandem sagen, dass ich so denke? Im Grunde bin ich an und für sich Optimist, es werden schon ein paar Jahre mehr rauskommen. Jedes Jahr könnte mir neue Chancen bringen, denn die Krebsforschung bleibt schließlich nicht stehen.

So fahre ich auch nach dieser Computertomografie dennoch zu einem Vortrag von Alexander Niemitz. Ein sehr interessantes Thema: „Handle oder Du wirst gehandelt." Trifft eigentlich auch auf mich zu, denke ich, jetzt heißt es wieder handeln. Nun, den Kopf nicht hängen lassen. Wenn es nur noch wenig Zeit für mich sein sollte, so will ich dieses Wenige wenigstens genießen.

Nächster Tagebucheintrag

Ich fahre nach Heidelberg, bespreche den Befund mit dem Oberarzt im Universitätsklinikum Heidelberg. „Wie soll es jetzt weitergehen?", frage ich ihn. Er sagt: „Nun, eine Chance gäbe es noch: eine autologe Stammzelltransplantation."

Anmerkung: Autolog heißt, die eigenen Blut-Stammzellen werden aus dem Blut herausgewaschen. Dann wird mit einer aggressiven Chemotherapie (kann auch mit Bestrahlung ausgeführt werden) das Knochenmark zerstört, und danach werden die Stammzellen zurückgegeben. Diese bauen dann (hoffentlich) langsam wieder gesundes Knochenmark auf.) „Und wenn das schiefgeht?" War es das dann möglicherweise? Was bleiben mir dann noch für Möglichkeiten? Der Oberarzt ist unmissverständlich: „Dann gibt es höchstens noch einen Versuch mit einem

Fremdspender. Aber erst mal abwarten." Wenn ich es könne, fügt der Arzt an, solle ich erst mal nichts weiter tun und warten, bis der Tumor mir Probleme mache. „Damit gewinnen Sie jedenfalls noch etwas Zeit. Sie vergeben sich dabei nichts. Die Stammzelltransplantation hilft oder auch nicht, jetzt oder später", so der Oberarzt. Also entscheide ich mich dafür, zu warten und den Tumor beim Wachsen zu beobachten.

Nächster Tagebucheintrag

Es ist so weit, etwa zwei Jahre später. Die ersten Probleme beginnen, im Herzbereich. Der Tumor setzt an, das Herz wieder zu ummauern.

13. Januar 2002

Gestern, am 12. Januar 2002, ein großes Geburtstagsfest gefeiert, meinen 50. Geburtstag. Alle meine Freunde eingeladen. Vielleicht der letzte runde Geburtstag von mir?

Nächster Eintrag, mehr als ein Jahr später

Die Chemotherapiezyklen zur Verkleinerung des Tumors haben am 5. März 2002 begonnen. Am 28. August 2002 folgte eine Hochdosis-Chemotherapie, die mein blutbildendes Knochenmark zerstörte. Am 30. September 2002 erhielt ich meine eigenen Stammzellen zurück. Nach der ganzen Prozedur fand sich anschließend beim PET noch ein aktiver Resttumor im Herzbereich. *(Anmerkung: PET ist eine spezielle Röntgenuntersuchung, bei der Tumorreste mit Hilfe eines speziellen Kontrastmittels sichtbar werden.)*

Es folgten daraufhin ab dem 16. Januar 2003 mehrere Zyklen einer Tumorbestrahlung. Ich fühle mich über weite Strecken nicht gut. Für alle, die (zum Glück) noch nie eine Chemotherapie erhalten haben, eine kurze Beschreibung, was die ganzen Prozeduren mit den Chemotherapien für den Körper bedeuten und welche Belastungen auf einen Patienten einwirken: Die Haare fallen aus. Entzündungen im Rachenraum. Man kann nichts Festes mehr essen, weil der ganze Mund schmerzt. Häufig Übelkeit und Erbrechen. Teilweise hohes Fieber. Sensibilitätsstörungen in Händen und Füßen. Mehr oder weniger starke Be-

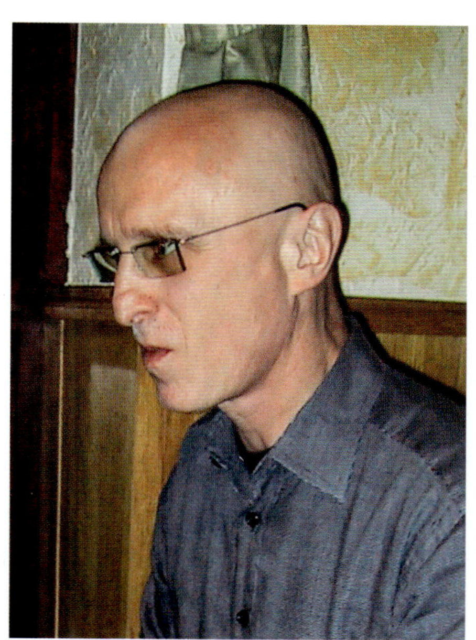

Dr. med. Bernd Schmude 2002 nach der Stammzellentherapie.

Foto: Privat

einträchtigung des Hörens, eventuell bis hin zu Taubheit. Herzrhythmusstörungen, und man ist oft ganz schlapp und müde – alles Symptome einer Behandlung mit Chemotherapeutika. Und diese Strapazen sieht man dem Patienten, mir, an.

Ich klebe ein Foto von mir in mein Tagebuch. Ein Bild von 2002, nach der Stammzellentherapie. Wenn Sie mich heute sehen, erkennen Sie mich nicht wieder.

Ich erlebe auf meinen Vorträgen oft, dass meine Zuhörer, wenn Sie mich heute sehen, gar nicht glauben können, dass dies wirklich meine Geschichte ist.

Meine Historie ist ein Beispiel dafür, dass eine Krebsdiagnose nicht automatisch das Ende bedeutet, dass man damit lange und gut weiterleben kann – wenn man sich dem Thema stellt und damit aktiv umgeht.

Los geht's.

Wie läuft es ab, wenn man eine Krebsdiagnose erhält?

Es ist fast immer dieselbe Geschichte: Sie suchen wegen einer Routineuntersuchung einen Arzt auf. Eigentlich haben Sie keine Probleme. Doch dann bringt die Untersuchung zutage: Die Blutwerte sind nicht in Ordnung. Der Arzt führt weitere Untersuchungen durch, schickt Sie zum Röntgen oder MRT, gleicht Daten und Befunde ab, und dann kommt die beunruhigende Nachricht: Auffälligkeiten in den Untersuchungsbefunden. Oder Sie bemerken eine Veränderung, einen Knoten in der Brust, der Husten hört nicht auf, Sie schwitzen nachts sehr viel, Sie haben seit Tagen undefinierbare Schmerzen beim Stuhlgang ... Ein Anruf beim Hausarzt, der nächste Termin ist erst in zwei Wochen frei. Warten. Warum dauert es so lange? Endlich der Termin. Das sieht nicht gut aus, sagt der Arzt.

Anfangs weiß man noch nichts Genaues, nur, dass etwas nicht stimmt. Sie stellen sich verunsichert Fragen: Was ist das? Was habe ich? Harmlos oder nicht? Sie hoffen, dass sich alles als gefahrlos herausstellt. Die Angst kriecht in Ihnen hoch. Wenn es doch nicht harmlos ist, was dann? Das Warten auf die Diagnose ist ein Wechselbad zwischen Hoffnung und Panik. Sie wollen es nicht wahrhaben, innere Unruhe und Erregung. Sie verdrängen es. Sie versuchen, alles zu verleugnen, die Angst schnürt Ihnen die Kehle zu. Sie können nicht mehr richtig schlafen, die Arbeit lenkt Sie etwas davon ab. Doch auch dort gelingt es Ihnen nicht immer, die bedrückenden Gedanken wegzuschieben. Sie machen Fehler, selbst in Routinetätigkeiten, Fehler, die Sie nie zuvor gemacht haben, bei denen Sie sich fragen, wie es dazu überhaupt kommen konnte.

Eine Biopsie, dann kommt die Diagnose: Krebs, ein bösartiger Tumor! Der Schock sitzt tief. Sie wähnen sich wie in einem Tunnel, alles dunkel, kein Licht am Ende zu sehen. Hilflosigkeit und Traurigkeit kommen auf. Verzweiflung. Warum ich? Warum nicht ein anderer? Schuldgefühle. Was habe ich falsch gemacht? Dazu kommt Schamgefühl, versagt zu haben. Man wird zornig und

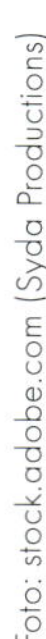

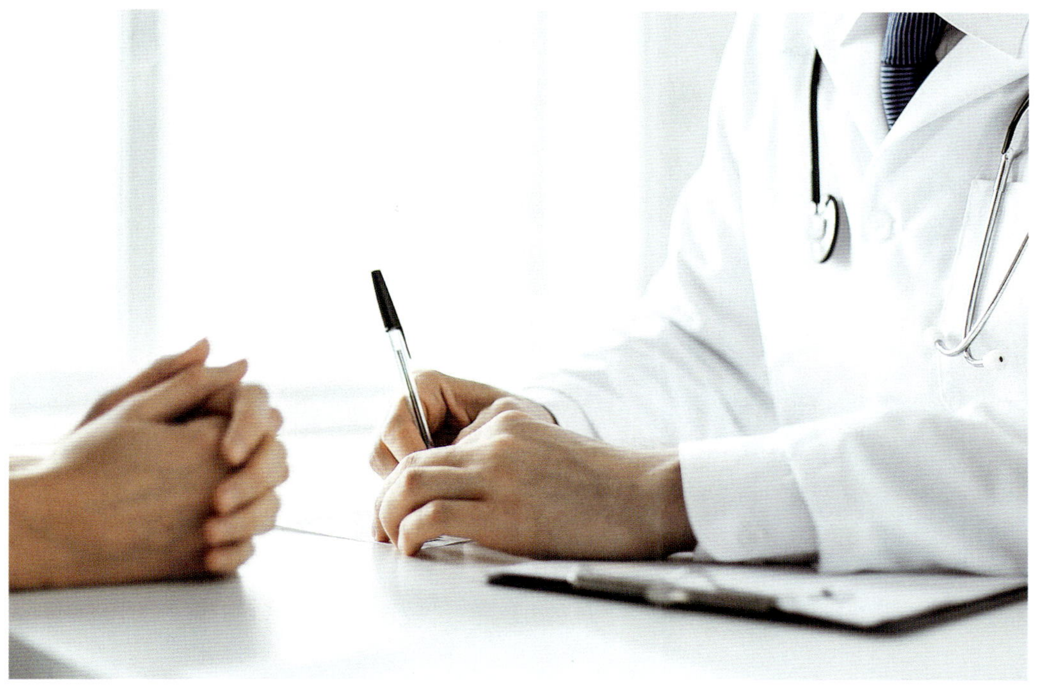

wütend, auch auf sich selbst, fragt sich: Warum bin ich nicht früher zum Arzt gegangen?

Es folgen weitere diagnostische Maßnahmen, Laborbestimmungen, spezielle Röntgenuntersuchungen, und dann ist die Diagnose klar. Sie wissen, welchen Krebs Sie haben und können sich darauf konzentrieren, wie es jetzt weitergehen kann. Sie können Ihrem „Feind", dem Krebs, in die Augen schauen. Sie nehmen die Herausforderung an. Es ist normal, dass Sie nun so viel wie möglich zu Ihrer Erkrankung in Erfahrung bringen möchten. Bitte hüten Sie sich vor dem Internet und den vielen Informationen über „Ihren Krebs" dort. Im Netz finden Sie mehr „Falschinformationen", Informationen, die zu Ihrem Krankheitsbild nicht passen, die verfälscht und nicht gesichert sind und die Sie mehr verwirren, als dass sie Ihnen helfen. Googeln Sie nicht im gesamten Internet nach Ihrer Krankheit, es bringt sie an dieser Stelle nicht weiter.

Vertrauen Sie nur verlässlichen Informationen.

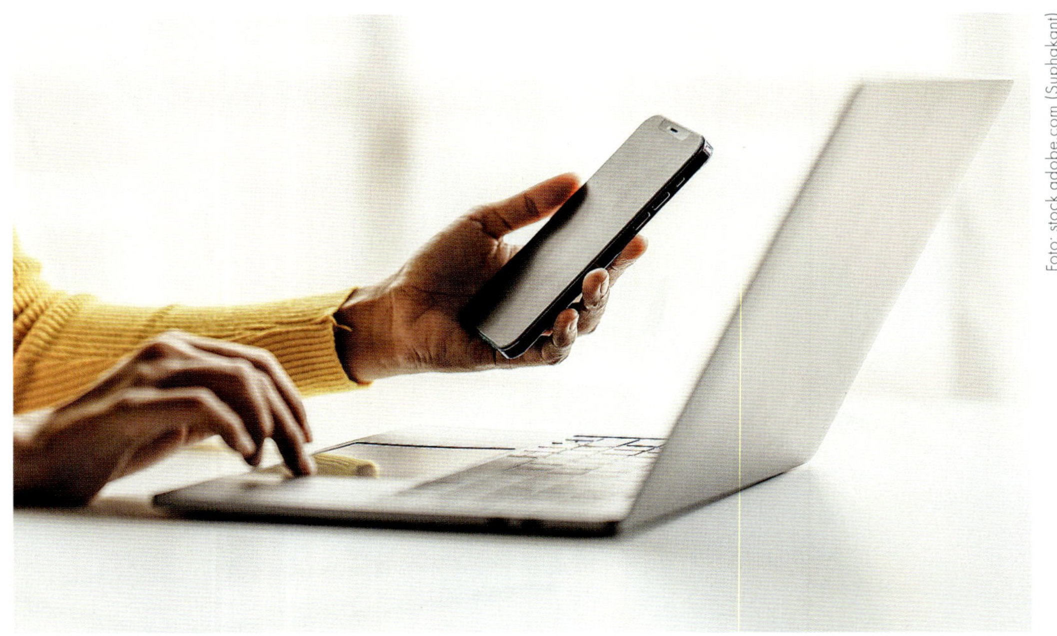

Foto: stock.adobe.com (Suphakant)

Einen Überblick über vertrauenswürdige Quellen finden Sie auf den Inhaltsseiten unserer Website (**www.STARKgegenKREBS.de**). Bedenken Sie, dass jeder, aber auch jeder seine Meinung veröffentlichen kann. Auch ist nicht derjenige, der einen Doktortitel oder einen Professorentitel hat, ein wahrer Fachmann. Unter Medizinern gibt es auch Scharlatane mit obskuren Meinungen.

Googeln Sie nicht im gesamten Internet nach Ihrer Krankheit, es wird Sie mehr verwirren, als dass es Ihnen hilft.

Zur Wirkung einer Krebsdiagnose auf Patienten gibt es fundierte Untersuchungen, wie die Studie von Loscalzo und BrintzenhofeSzoc aus dem Jahr 1998 zur Einschätzung des Umgangs mit der Krebserkrankung.

Illustration: stock.adobe.com (newmin)

Nach der Diagnose

Gedanken der Patienten

Warum gerade ich? Was habe ich getan? Ich habe den Krebs selbst verursacht. Jemand hat mir die Krankheit gewünscht. Wer war es? Ist der Krebs eine Vergeltung oder Strafe? Muss ich jetzt sterben? Todesstrafe!

Auswirkung auf die Patienten *(alles Antworten der Patienten):*
Furcht, Angst/Depression, Verleugnung, Ohnmacht, Konfusion, Konfrontation mit der eigenen Sterblichkeit, Entsetzen, Ärger sowie Verlust des Vertrauens in Gott, in sich selbst, in seinen Körper und in andere.

Coping-Anforderungen an die Patienten/Anforderungen zur Bewältigung an die Patienten:
Akzeptanz der Diagnose, Toleranz von Stress und emotionalem Aufruhr, Akzeptieren von größerer Abhängigkeit, Hilfe annehmen können, Anpassung an das medizinische Hilfesystem, Sinnsuche, Entscheidungen treffen bezüglich der Behandlungsmöglichkeiten sowie Vorstellung darüber entwickeln, wie Behandlungsmaßnahmen in den Alltag integriert werden.

Ziele der Überlebenden:
Bestmögliche Hilfe mit der geringsten Beeinträchtigung der Lebensumstände.

(aus Tschuschke Psychoonkologie 2011)

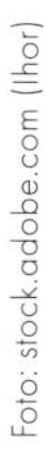

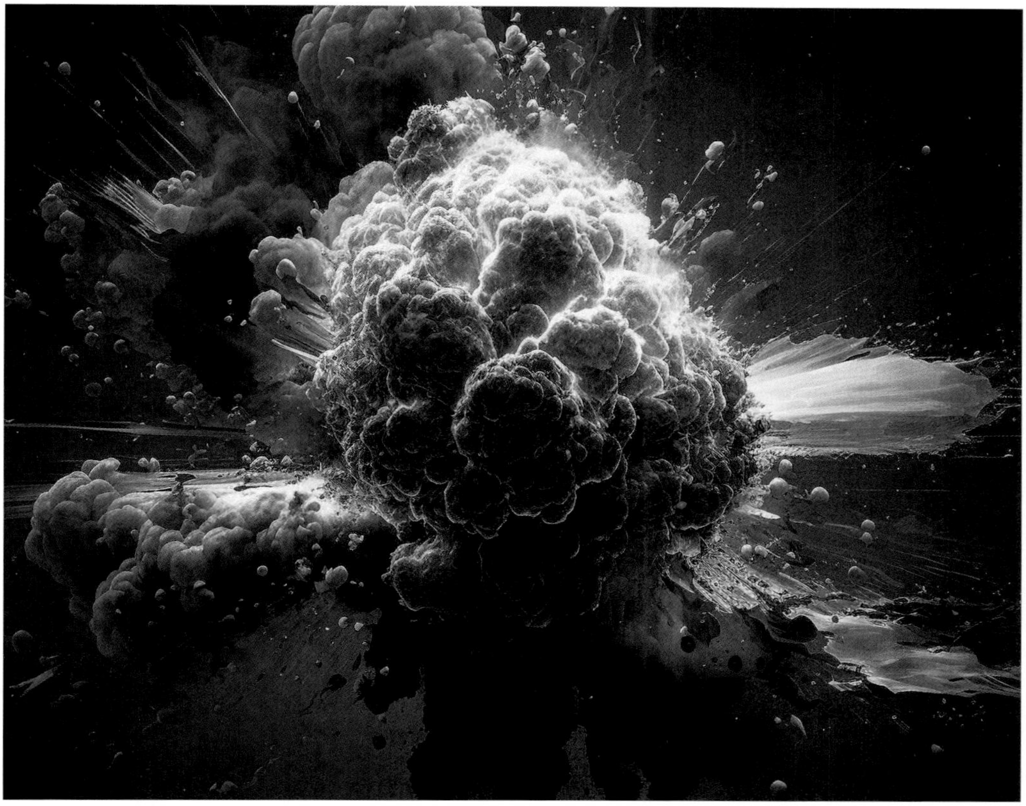

Die Diagnose einer Krebserkrankung ist wie der Einschlag einer Bombe. Von einer Sekunde auf die andere verändert sich das ganze Leben. Lebensplanungen werden über den Haufen geworfen.

Fragen über Fragen stellen sich:

- Muss ich sterben?
- Werde ich den Krebs überleben?
- Kann ich wieder gesund werden?
- Was macht der Krebs mit meinem Körper?
- Wie wird es mit mir weitergehen?
- Wie erzähle ich das meinen Angehörigen/Freunden?

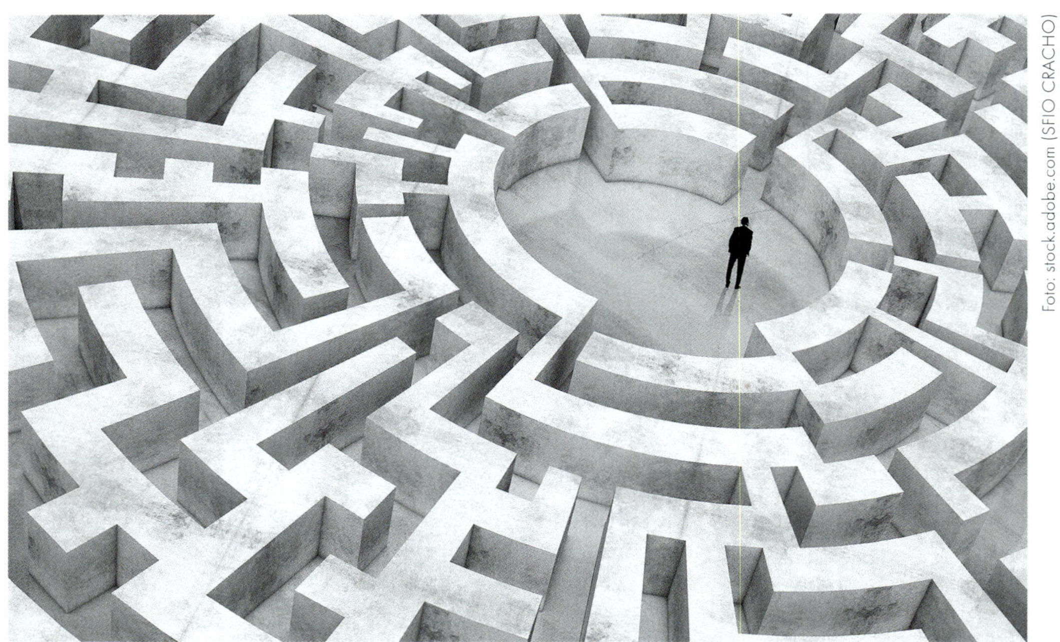

Foto: stock.adobe.com (SFIO CRACHO)

Der Weg zur Krebsbewältigung

Der Weg, den Krebs aus Ihrem Körper zu werfen, ist steinig und mit vielen Hindernissen versehen. Verlieren Sie nie das Ziel aus den Augen. Sie können es schaffen. Egal, was passiert, es sind alles vorübergehende Probleme. Wichtig ist, weiterleben zu wollen und das Ziel, wieder gesund zu werden, nicht aus den Augen zu verlieren!

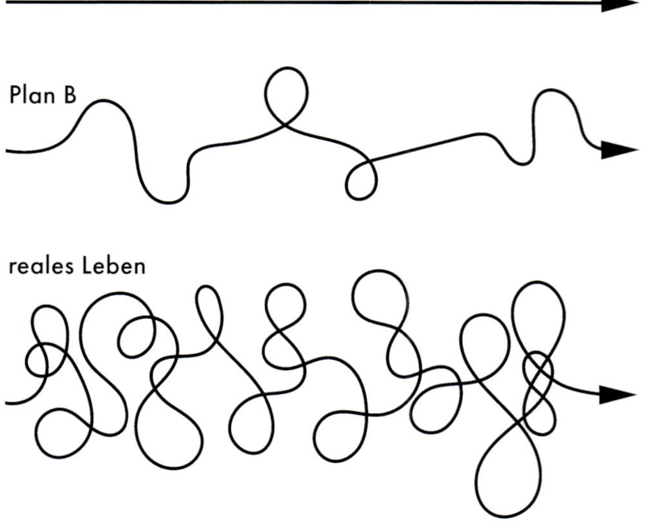

Illustration: stock.adobe.com (vikusha_art)

Mythos und Realität Krebs

Die Überlebenswahrscheinlichkeiten bei Krebserkrankungen sind in den vergangenen Jahren deutlich gestiegen. Immer mehr Erkrankungen verlaufen chronisch und sind mit Therapien und Medikamenten lange Zeit aufzuhalten. Daneben werden bösartige Tumorerkrankungen heilbar und die Überlebenschancen steigen. Von Jahr zu Jahr werden die Chancen besser und die Therapiemöglichkeiten verbessern sich tagtäglich. Krebs heißt heute nicht automatisch Isolation, Leiden und Tod. Mehr als zwei Drittel aller Krebsleiden können aktuell geheilt werden, oder die Patienten haben mit einer Therapie noch ein langes Leben vor sich.

Was heißt denn „Krebs"? Was ist Mythos und was ist die Realität?

Gibt es eine Krebspersönlichkeit? Der verbreitete Glaube ist, Krebs werde psychisch verursacht: Nur emotionsarme Menschen und depressive Menschen bekommen Krebs, und Traumata lösen Krebserkrankungen aus. All das ist wissenschaftlich nicht überprüfbar und nicht haltbar. Neue Studien belegen, dass Krebs ein Zufallsgeschehen ist. Bei jedem von uns, auch in diesem Moment, in dem Sie diese Zeilen lesen, ist unter Umständen schon wieder eine sogenannte „Krebszelle" im Körper entstanden. Tagein und tagaus irren sich Zellen in unserem Körper, wissen nicht mehr, was sie werden wollten, und werden zu „Krebszellen". Dank unserer körpereigenen Polizei, unserer Immunzellen, der Abwehrzellen, erkranken wir nicht. Diese „Abwehrzellen" erkennen die fehlgeleiteten Zellen und eliminieren sie.

Wie geht das vor sich? Eine normale Zelle teilt sich und wird zum Beispiel wieder zu einer Haut-, Leber- oder anderen Zelle, ihrer Bestimmung und ihrem Umfeld entsprechend. Die Informationen zur Teilung liegen im Inneren der Zelle auf den DNA- und RNA-Strängen der Erbinformationen. Kommt es zu unkontrolliertem Zellwachstum aufgrund verlorener Informationen in der Zelle, kann sie sich nicht wieder zu einer „normalen" Zelle, wie z. B. einer Hautzelle, entwickeln. Sie hat die Informationen verloren, die ihr sagen, was sie ist. Dann teilt sie sich ungezügelt. Dadurch kann an dieser Stelle ein „Tumor" entstehen. Dank unserer Abwehrzellen (Immunzellen) im Blut und im Gewebe werden diese fehlgesteuerten Gewebezellen erkannt und eliminiert.

Ist das Abwehr-System (Immunsystem) gestört, weil wir zu wenige dieser Abwehrzellen (NK-Zellen) haben, dann kann es vorkommen, dass diese „kranke Zelle" sich irgendwo ansiedelt. Auch dann hat das körpereigene Abwehrsystem noch Chancen, ein weiteres Krebswachstum zu verhindern. Wir können unser System stärken und die immunkompetenten Zellen vermehren. Dabei helfen Sport, Bewegung, Ernährung und vor allen Dingen eine Stärkung des Immunsystems über unsere innere Einstellung.

Krebs ist ein multikomplexes Geschehen. Krebs entsteht nicht nur durch eine einzige Ursache.

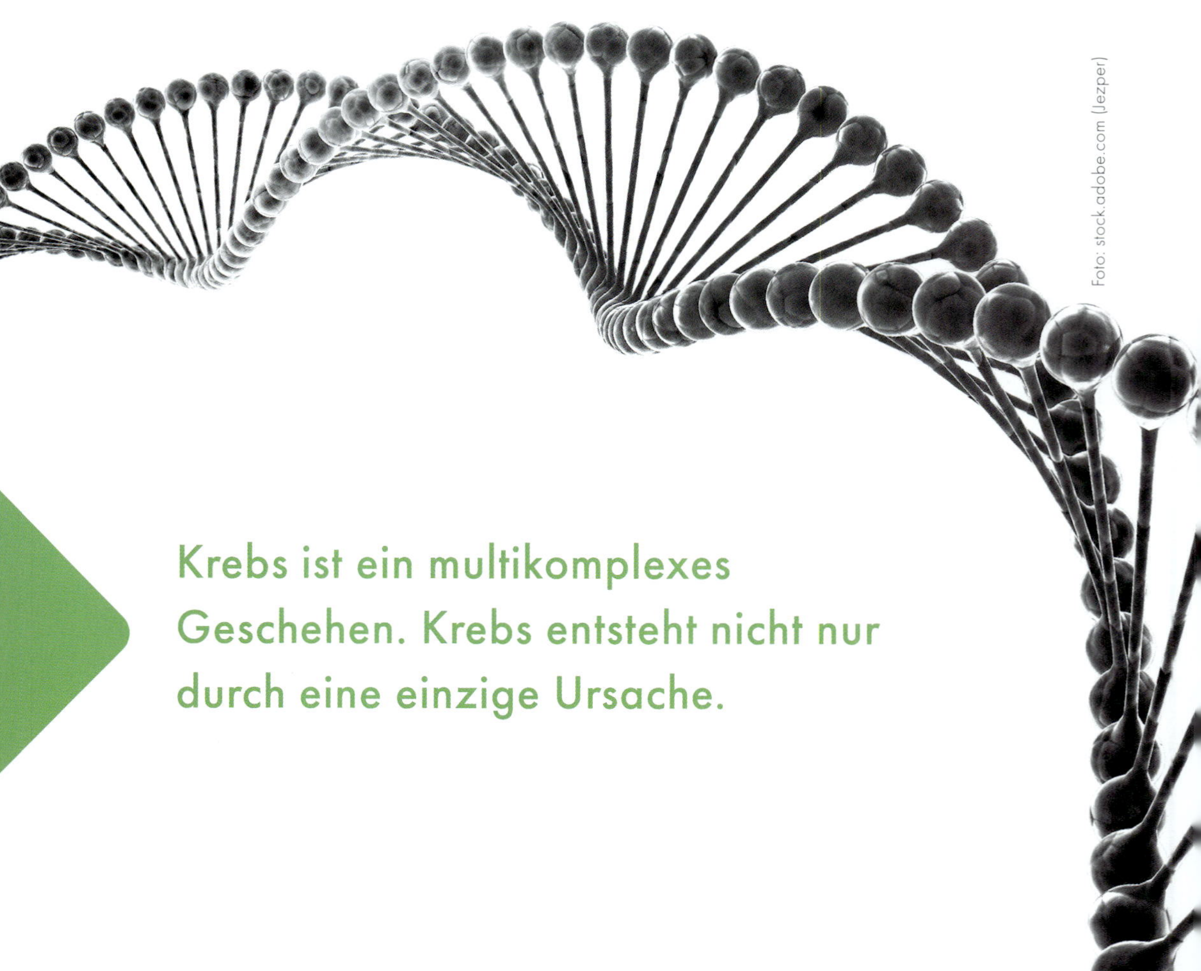

Foto: stock.adobe.com (Jezper)

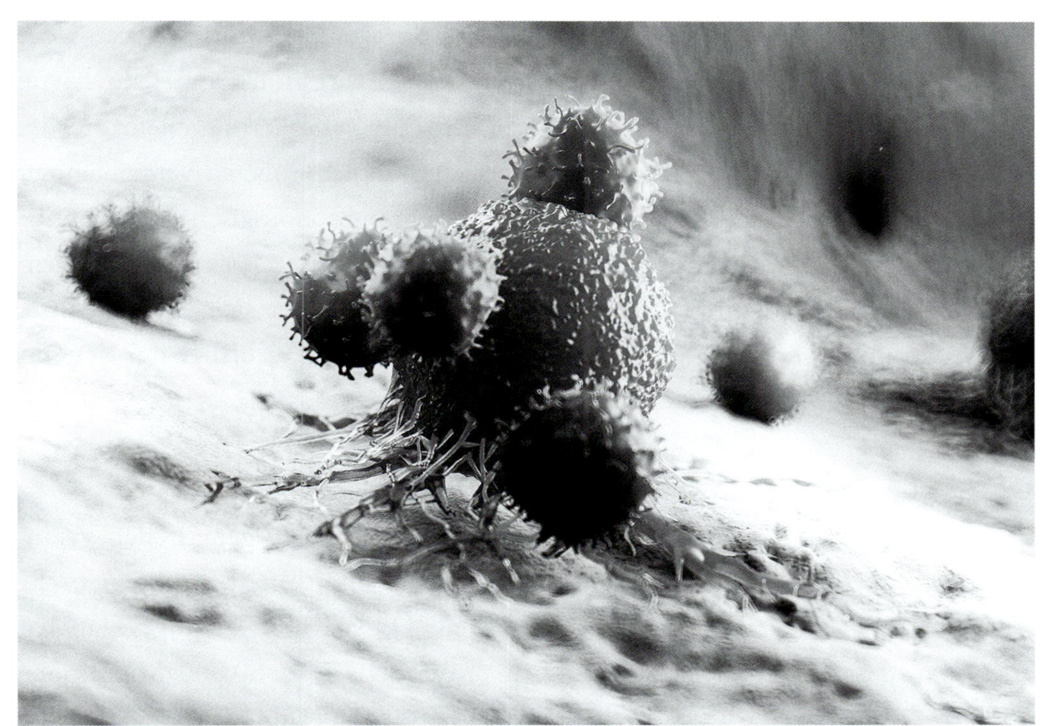

Lymphozyten mit zytotoxischer Aktivität haben die Fähigkeit, bei bestimmten Zielzellen einen Zelltod (Apoptose) auszulösen.

Wissenschaft: Was ist das? NK-Zellen?

NK-Zellen (natürliche Killerzellen) sind große granulierte Lymphozyten mit zytotoxischer Aktivität, die die Fähigkeit haben, bei bestimmten Zielzellen einen Zelltod (Apoptose) auszulösen. Zielstrukturen einer NK-Zelle sind virusinfizierte Zellen sowie Krebszellen. NK-Zellen entwickeln sich wie die anderen Lymphozyten aus lymphatischen Stammzellen im Knochenmark, um dann später im Blutkreislauf zu zirkulieren. Sie sind größer als B- und T-Lymphozyten und besitzen aber keine spezifischen Antigenrezeptoren auf ihrer Zelloberfläche und kein immunologisches Gedächtnis.

Normalerweise führt die Virusinfektion beziehungsweise die maligne Entartung einer Zelle zur Ausprägung veränderter MHC-I-Moleküle, die von zytotoxischen T-Lymphozyten erkannt werden. Bestimmte Viren unterdrücken die

Ausbildung des MHC-I-Komplexes auf ihren Wirtszellen, um der Abwehr der T-Lymphozyten zu entgehen. Diese verminderte Expression kann jedoch von NK-Zellen erkannt werden. Sie reagieren also auf veränderte Zellen, die der Erkennung durch T-Lymphozyten entgangen sind. In der jüngeren Vergangenheit ging man davon aus, dass NK-Zellen nicht über ein immunologisches Gedächtnis verfügen, sich also nicht an Begegnungen mit virus-infizierten Zellen „erinnern" können. Seit einigen Jahren gibt es jedoch Hinweise, dass sie sich im Laufe ihres Lebens an ihre Umgebung anpassen – Fähigkeiten, die man bisher nur dem erworbenen Immunsystem zugeschrieben hat.

DNA-Reparatur wird ausgeschaltet

Ob Krebs entsteht oder nicht, hängt aber nicht nur von den genetischen Veränderungen ab. Entscheidend ist auch, ob es einer Zelle gelingt, problematische Veränderungen wieder rückgängig zu machen. Das passiert ständig: Man hat errechnet, dass es bei allen Zellteilungen pro Tag zu circa 60.000 Mutationen kommt – ohne dass das irgendwelche Folgen hätte. Die Mutationen an sich sind also nicht das Problem: „Zu Krebs kommt es nur dann, wenn in replizierenden Zellen Mutationen auftreten und gleichzeitig die DNA-Reparatur ausgeschaltet wird", so die Tumorforscherin Dr. Maike Vogler beim Deutschen Krebskongress 2020 in Berlin.

Auszug aus Veröffentlichungen in DocCheck und vom Deutschen Krebskongress.

Ursachen von Krebs

Jedes unkontrollierte Zellwachstum kann zu einem Versagen des Immunsystems führen und Krebs auslösen.

Dazu zählen:

· Gendefekte, eine genetische Veranlagung

· Hormone

· Vitamine, besonders synthetisch hergestellte

· Umweltnoxen, Gifte, Dämpfe, Strahlungen

· Fehlverhalten – Rauchen, Alkohol und Sexualverhalten

· Viren und Viruserkrankungen, alle Infekte

· Fehlernährung, fettes Essen, wenig Ballaststoffe und Übergewicht

· mangelnde körperliche Bewegung

· falsches Schlaf- und Entspannungsverhalten

· Versagen des Immunsystems / Psyche

· Stressbelastungen *(siehe eigenes Kapitel „Stress" ab Seite 61)*

Nachfolgend betrachte ich jede dieser möglichen Ursachen ausführlich.

Gendefekt, genetische Veranlagung

Natürlich gibt es genetische Veranlagungen zu einer Krebserkrankung. Beim erblichen Darmkrebs ist eine hohe Wahrscheinlichkeit für ein Kolonkarzinom von etwa 80 Prozent gegeben. Bei Brustkrebs kommt es aufgrund von Veränderungen der sogenannten Brustkrebs-Gene BRCA 1 und BRCA 2 in 60 bis 80 Prozent der Fälle zu Brustkrebs. Für Eierstockkrebs liegt die Wahrscheinlichkeit bei etwa 30 bis 40 Prozent. Für den Gebärmutterhalskrebs liegt diese bei 40 Prozent. Bei Magen- und Dünndarmkrebs ist sie niedriger.

Durch engmaschige Vorsorgeuntersuchungen kann eine Erkrankung frühzeitig entdeckt und weitere Schäden können verhindert werden. Bei Verdacht auf eine erbliche Familienanamnese für eine Tumorerkrankung übernimmt eventuell die Krankenkasse die Kosten für eine Gen-Analyse. Auf jeden Fall ist es empfehlenswert, sich beraten zu lassen, und zwar in speziellen Beratungszentren. Informationen findet man auf den Seiten der Deutschen Krebshilfe.

Hormone

Hormone lösen zwar direkt keinen Krebs aus, können dessen Entstehung aber begünstigen. Zum Beispiel das weibliche Sexualhormon Östrogen: Es fördert das Wachstum der Zellen, und so kann in den Wechseljahren das Risiko einer Brustkrebserkrankung ansteigen. Zu den hormonabhängigen Tumoren zählen neben Brustkrebs auch Endometrium-, Prostata- und Hoden- sowie Schilddrüsenkarzinome.

Wissenschaft: Physiologische und molekulare Wirkungsweise der Hormone: Tumore in hormonabhängigen Organen gehören zu den weltweit häufigsten Ursachen von Krebserkrankungen; zu ihnen zählen vor allem die Mamma-, Endometrium-, Prostata- und Hodenkarzinome. Die Hormonwirkung auf die Zielzelle wird durch Rezeptoren vermittelt. Viele Hormone lösen in ihrem Zielgewebe Zelldifferenzierung und/oder Zellvermehrung aus. Hormone besitzen meist keine nachweisbare mutagene Wirkung. Nur für wenige Hormone, darunter einzelne Östrogene, wird ein tumorinitiierendes Potenzial diskutiert. Der wichtigste Hormoneffekt in der Karzinogenese dürfte die wachstumsstimulierende Wirkung im Zielorgan sein, die präferenziell präneoplastische Zellen betrifft und diese zu selektivem Wachstum anregt. Hormone wirken somit als Tumorpromotoren, zum Beispiel Östrogene und Gestagene in der Brustdrüse oder Testosteron in der Prostata.

Krebs wird durch multiple Risikofaktoren hervorgerufen. So führen ererbte Mutationen der BRCA1- und BRCA2-Tumorsuppressorgene zu einer starken Zunahme des Risikos, an Brust- oder Ovarialkarzinomen zu erkranken. Es gibt bestimmte Lebensabschnitte, in denen ein hormonabhängiges Organ besonders

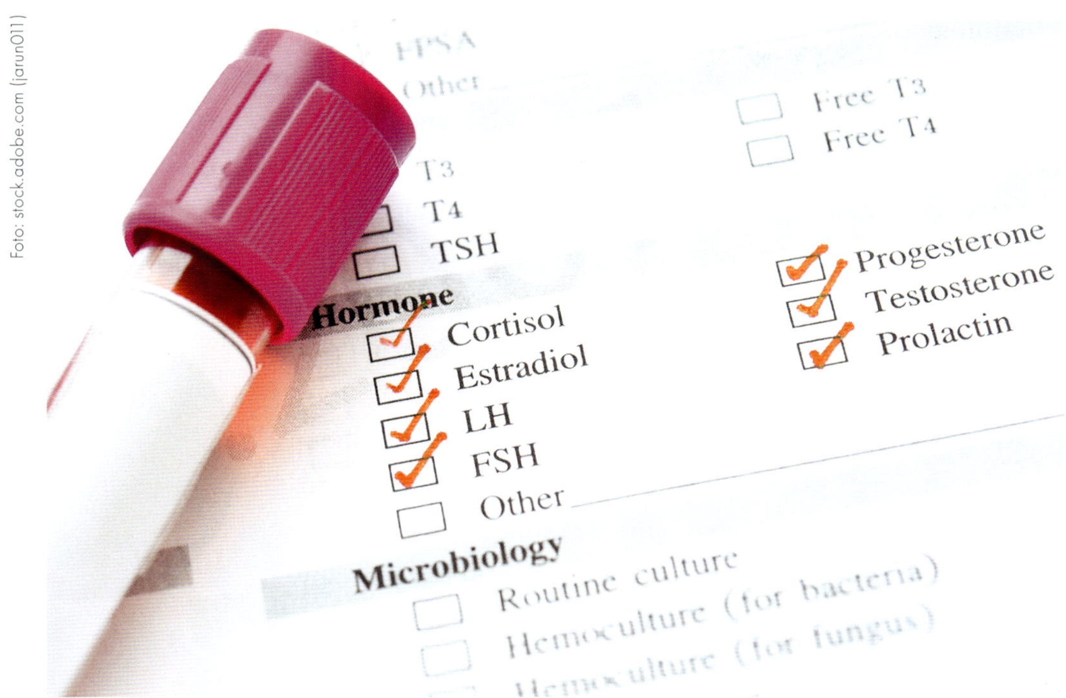

Hormone lösen zwar direkt keinen Krebs aus, können dessen Entstehung aber begünstigen.

empfindlich auf mutagene Schädigungen oder Störungen hormonaler Gleichgewichte reagiert. Die Rückbildung des Müller-Ganges während der Embryogenese, der Deszensus des Hodens in der Fetalzeit und die Entwicklung der Brustdrüse in der Pubertät sind als solch kritische Phasen erkannt worden, in denen sich Genschädigungen oder Fehlbildungen im Sinne einer Tumorinitiation auswirken können.

Die Hormonwirkung wird auch durch den Lebensstil beeinflusst. In der Nahrung wurden Pflanzeninhaltsstoffe identifiziert, die als Liganden an eine Subform des Östrogenrezeptors binden und dort agonistische oder antagonistische Wirkung entfalten. In der Nahrungskette reichern sich Umweltchemikalien an, die, wie zum Beispiel DDT, ebenfalls Liganden des Östrogenrezeptors sind. Ein signifikanter Beitrag dieser „Umweltöstrogene" zur Krebsentstehung ist allerdings wenig wahrscheinlich. Dagegen hat der Kaloriengehalt der Nahrung einen deutlichen Einfluss auf endogene Hormonspiegel und damit auf die Krebsinzidenz.

Physiologische Wirkungsweise der Hormone:
Hormone fungieren als chemische Botenstoffe, die in endokrinen Organen gebildet werden und über den Blutweg ihre Zielorgane erreichen. Dort steuern sie Lebensfunktionen wie Stoffwechsel, Reifung, Wachstum und vieles mehr. Hormone und ihre Rezeptoren passen aufgrund ihrer chemischen Struktur wie „Schlüssel und Schloss" zueinander, wodurch die Spezifität der Wirkung des Boten auf die Zielzelle gewährleistet wird. Manche Hormone, wie das Stresshormon Adrenalin, rufen rasche und kurzfristige biochemische/biologische Reaktionen hervor.

Andere Hormone, wie die große Gruppe der Steroidhormone, induzieren oft länger andauernde Veränderungen in ihren Zielorganen, die oftmals eine Reaktion auf veränderte Funktionen des Organismus darstellen, wie zum Beispiel eine Vergrößerung der Geschlechtsorgane in der Pubertät durch Zellvergrößerung und/oder Zellvermehrung *(Bursch et al. 1991; Isaacs 1998; Russo u. Russo 2000).*

Eine Reihe dieser Steroidhormone, wie Östrogene, Gestagene, Androgene, aber auch Wachstums- und Schilddrüsenhormone sind entscheidend an der Krebsentstehung beteiligt. Die physiologischen und auch die pathologischen Reaktionen der Zielzelle auf die Einwirkung dieser Hormone erfolgen meist über Bindung an Hormonrezeptoren. Ändert sich die Hormonkonzentration, ist das ein Signal, via Rezeptor das Genexpressionsmuster in der Zelle zu ändern *(Cheskis et al. 2007; Heemers u. Tindall 2007; Heldring et al. 2007).*

Aus: Hormone und Krebs, B. Grasl-Kraupp, W. Bursch, R. Schulte-Hermann, W. Hiddemann, C. Bartram (Hrsg.) Die Onkologie, DOI 10.1007/978-3-540-79725-8_11,

Vitamine, besonders synthetisch hergestellte

Vitamine sind gesund und können uns nicht schaden? Falsch gedacht. Künstliche Vitamine in Tablettenform oder flüssig sind nicht immer angebracht und oft zu hoch dosiert. Wenn Sie Vitamine zu sich nehmen wollen, dann bitte natürliche Vitamine über die Nahrung. Mit ausreichend Obst und Gemüse und einer abwechslungs- und ballaststoffreichen Kost können Sie alle erforderlichen Vitamine zu sich nehmen und sich vitaminreich ernähren. Wenn ein nachgewiesener Mangel vorhanden ist, können synthetische, „künstliche" Vitamine eingenommen werden.

Manche synthetischen Vitamine fördern und helfen Krebs beim Wachstum. Untersuchungen hatten gezeigt, dass Raucher, die vorbeugend Betacarotin (Vorstufe von Vitamin A) eingenommen haben, häufiger an Lungenkrebs erkrankten. Vitamin E erhöhte das Risiko dafür ebenfalls, wie auch für Prostatakrebs. In Studien mit Gruppen, die synthetische Vitamine A, E oder Betacarotin einnahmen, trat eine höhere allgemeine Sterblichkeitsrate auf als in Gruppen, die nichts davon zu sich nahmen. Nahrungsergänzungsmittel haben bei gut versorgten Patienten und Menschen keinen Nutzen. Zusätzliche Vitamine sind nur bei nachgewiesenem Vitaminmangel erforderlich. Eine Überversorgung kann sogar schädlich sein und das Krebsrisiko steigern. Von einer unkontrollierten Zufuhr während einer Chemotherapie oder Bestrahlungstherapie wird abgeraten. Bitte zuvor immer mit den Behandlern absprechen.

Es hat sich in den letzten Monaten in Bezug auf Vitaminzufuhr im Zusammenhang mit Krebserkrankungen sehr viel getan. *Weitere Informationen, welche Vitamine sinnvoll sind, finden Sie auf Seite 130.*

Umweltnoxen, Gifte, Dämpfe, Strahlungen

In der Arbeitswelt und durch berufliche Exposition mit krebserregenden Stoffen kann es zu einer Krebserkrankung kommen. Der bekannteste Auslöser ist sicher Asbest. Es gibt viele weitere chemische Stoffe, wie Benzol, das in Kraftstoffen für Fahrzeuge vorkommt. In Benzin ist es etwa zu einem Prozent enthalten, Diesel ist frei davon – früher war der Anteil höher. Benzol kann Leukämien, wie Non-Hodgkin-Lymphome verursachen. Zu den Krebs-Auslösern zählen auch aromatische Amine in der Farbstoffproduktion (Harnwegs- und Blasenkrebs), Quarzstaub (Karzinome der Atemwege) oder auch Holzstaub (Nasenkarzinom). Die Latenzzeit für berufsbedingte Krebserkrankungen ist zum Teil lang (Jahrzehnte). Bei richtig angewendeten Schutzmaßnahmen ist das Risiko dafür sehr gering.

Radioaktiver Strahlung (ionisierender Strahlung) ist jeder Mensch mehr oder weniger ausgesetzt. Natürliche Vorkommen aus dem Weltall, radioaktive Gesteine und Gase kommen in geringen Mengen fast überall auf der Erde vor. Auf Berggipfeln und in Flugzeugen ist man energiereicher Strahlung aus dem Weltall ausgesetzt. In der Medizin spielen energiereiche Strahlungen bei vielen Untersuchungsverfahren sowie in der Strahlentherapie eine Rolle.

Inwieweit sogenannter „Elektrosmog“ vom Handy bis zu Hochspannungsleitungen eine Rolle bei Krebserkrankungen spielt, ist nicht abschließend wissenschaftlich geklärt. Im Alltag, zu Hause und am Arbeitsplatz sind wir ständig von künstlichen elektrischen und magnetischen Feldern umgeben.

Viren und Viruserkrankungen

Viruserkrankungen können die Entstehung von Krebserkrankungen begünstigen: Hepatitis B- und C-Viren oder das humane Papillomvirus, Infektionen mit dem Eppstein-Barr-Virus (Pfeiffersches Drüsenfieber, Infektiöse Mononukleose), im Volksmund auch „Kusskrankheit“ genannt (da das Virus oft bei Jugendlichen durch Küssen übertragen wird), können zur Entstehung von B-Zell-Lymphomen (Non-Hodgkin-Lymphomen) oder Burkitt-Lymphomen beitragen. Viren können das Kontrollsystem der Zellen bei der Teilung stören und verändern. Diese außer Kontrolle geratenen Zellen wachsen dann ungebremst weiter, und so kann Krebs entstehen. Eine Viruserkrankung allein macht noch keinen Krebs.

Neben Viren können auch Bakterien an der Entstehung von Krebs beteiligt sein. Das Magenbakterium Helicobacter Pylori kann zum Magenkrebs führen. Damit haben Sie ein zwei- bis dreimal so hohes Risiko, daran zu erkranken. In den Tropen und Subtropen gibt es viele weitere Krankheiten mit Viren oder Bakterien,

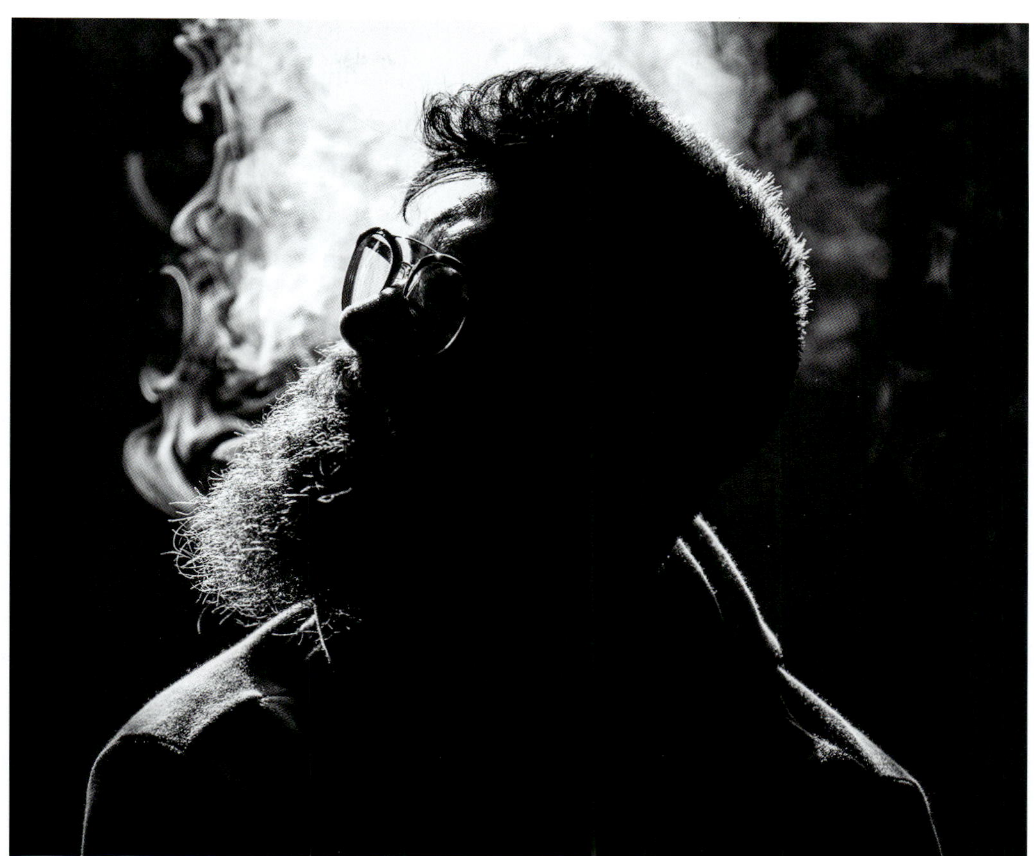

die die Möglichkeit eines Krebsleidens erhöhen. Gegen einige Viruserkrankungen kann man vorsorglich impfen, den Helicobacter kann man mittels Antibiotika beseitigen. Zur Entstehung von Krebserkrankungen müssen allerdings immer eine Anzahl Faktoren zusammenkommen.

Fehlverhalten – Rauchen, Alkohol und Sexualverhalten

Rauchen erhöht das Krebsrisiko dramatisch. Es ist für etwa 30 Prozent aller Krebserkrankungen verantwortlich. Auch Passivraucher haben ein erhöhtes Risiko. Neben Lungenkrebs steigt das Risiko für Rachen- und Kehlkopfkrebs, Bauchspeicheldrüsenkrebs, Leberkrebs, Speiseröhrenkrebs, Blasenkrebs, Brustkrebs, Gebärmutterhalskrebs und Nierenkrebs an.

Alkoholkonsum ist verantwortlich für ein erhöhtes Risiko, an Kehlkopfkrebs zu erkranken sowie an Rachen-, Mund- und Speiseröhrenkrebs, Bauchspeicheldrüsenkrebs, Dick- und Enddarmkrebs, Leberkrebs, Magen- und Brustkrebs.

Sexualverhalten: Gegen bestimmte Humane Papillomviren (HPV), welche durch Geschlechtsverkehr übertragen werden, gibt es eine Impfung für Jungen und Mädchen. Die Impfung soll vor Krebsarten schützen, welche durch HPV ausgelöst werden.

Fehlernährung, fettes Essen, wenig Ballaststoffe und Übergewicht

Übergewicht, zu fettes Essen, übermäßiger Verzehr von rotem Fleisch, das Fehlen von Ballaststoffen fördern das Wachstum von Tumoren. Eine gesunde Ernährung ist ballaststoffreich und ausgewogen *(mehr im Kapitel „Ernährung“)*.

Mangelnde körperliche Bewegung

Bewegungsmangel hat einen direkten Einfluss auf zahlreiche Krebserkrankungen. Zu der Zeit einer Krebstherapie ist Sport ein wichtiger Faktor, um besser mit der Therapie zurechtzukommen und schneller wieder gesund zu werden. Wer regelmäßig Sport treibt, hat ein besseres Immunsystem und ist resistenter gegenüber vielen Krankheiten *(siehe Kapitel „Sport“ auf Seite 124)*. Außerdem ist das Mikrobiom bei sportlichen Menschen besser *(siehe unter Mikrobiom)*.

Jede noch so geringe sportliche Betätigung und Bewegung aktiviert Ihr Immunsystem und schützt Sie vor einer Krebserkrankung. Und auch viele weitere Erkrankungen werden damit verhindert.

Falsches Schlaf- und Entspannungsverhalten

Nicht zu unterschätzen sind Schlaf- und Entspannungsverhalten sowie Stressverhalten *(siehe Kapitel „Stress“)*. Oft haben wir zu wenig Schlaf, gönnen unserem Körper nicht genügend Ruhe. Viele Studien belegen, dass Schlafmangel und ein Ausbleiben von Ruhe und Entspannungsphasen zu Störungen im Immunsystem führen. Wir gehen unausgeruht zur Arbeit, sind unkonzentriert – und haben dabei auch noch ein hohes Risiko, Fehler bei der Arbeit zu verursachen. Nach der Arbeit setzt sich der Stress bei vielen Menschen fort. Ein komplettes

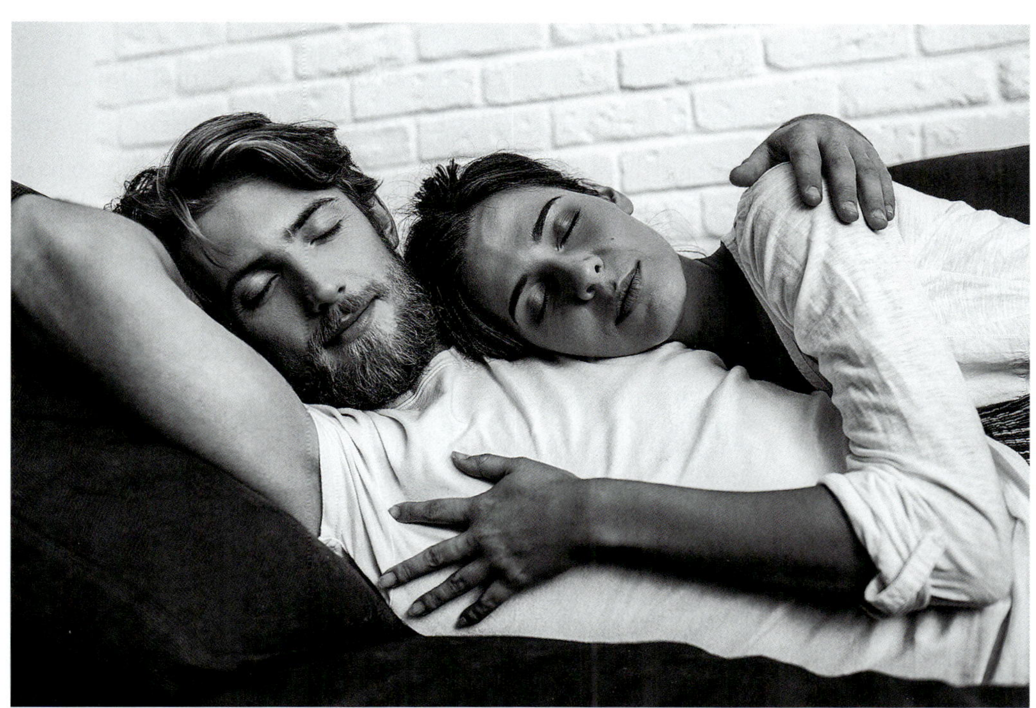

Programm muss nach Feierabend durchgezogen werden. Zeit zur Erholung bleibt oft kaum.

Und dann die andere Seite, die Couch-Potatoes. Nach der Arbeit ab in den Sessel, ein Bierchen in der Hand, die Chips-Tüte dabei und die Glotze an. Das ist keine Erholung. Dann wird spät ins Bett gegangen, der Kopf voller dramatischer, blutrünstiger Mord- und Totschlagszenen aus Filmen. Der kurze Schlaf ist dann keine richtige Erholung mehr. Laufen Sie abends vor dem Schlafengehen lieber noch mal um den Häuserblock, das hilft Ihnen, besser zu schlafen und morgens ausgeruhter und erholter zu sein.

Versagen des Immunsystems / Psyche

Wenn das Immunsystem versagt, dann können Sie Krebs bekommen. In diesem Fall erkennt Ihr reduziertes Immunsystem die „Krebszelle" nicht und kann diese auch nicht eliminieren. Damit steigt die Wahrscheinlichkeit, dass ein Tumor entsteht.

Was hat das mit der Psyche zu tun?

Psychisches Ungleichgewicht führt zu einem falschen Verhalten, zum Fehlverhalten bei Stress, dazu, dass man raucht, viel Alkohol trinkt, sich nicht schont ... und so weiter. Die Psyche beeinflusst außerdem den gesamten Hormonhaushalt. Jedes Hormon im Körper wird über Ihren Kopf gesteuert, und die Hormone im Körper steuern wiederum die Gedanken im Kopf. Es ist eine wechselseitige Wirkung. Und der „Kopf", in dem der innere Schweinehund sitzt und das Sagen hat, befördert dann das ungesunde Verhalten. Wie oft haben Sie sich gesagt: „Morgen fange ich an, mich zu bewegen"? Jeden Tag sagt man sich das: morgen, morgen, nur nicht heute! Und? Haben Sie angefangen, sich zu bewegen?

Die Psyche kann damit zu einem Versagen des Immunsystems führen. Und so führt die Psyche (Ihr Kopf) indirekt zu Krebs.

Für Ihre eigene Heilung einer Erkrankung haben Sie alles dabei, was Sie für sich brauchen. Oft keinen Arzt. Sie brauchen auch (meist) keine Medikamente, Sie brauchen nur sich selbst, Ihren „Kopf". Auch bei einer Krebserkrankung hilft Ihnen Ihr „Kopf" weiter.

Ihre „grauen Zellen" helfen Ihnen, gesund zu werden. Ein Arzt „heilt" keine Patienten. Man kann zwar den Knochenbruch operieren, aber ob der Knochen gut oder schlecht verheilt, haben Sie selbst in der Hand. Ihre persönliche Einstellung verhilft dem Knochen, besser und schneller zu heilen.

Wer gesund werden will, wird meist schneller gesund. Wer es nicht will, braucht deutlich länger, und auch der Knochenbruch heilt schlechter. Man kann zwar den Blinddarm herausschneiden, doch wie der Verlauf danach aussieht, entscheiden Sie. Ich als Arzt gebe die Mittel dazu in die Hand, damit Sie als Patient wieder gesund werden.

Wenn Sie nicht gesund werden wollen, haben Sie keine Chance – und der Arzt auch nicht. Sie müssen es wollen. Und dann kann ein Mediziner Sie unterstützen. Nutzen Sie Ihre Neurone, Ihre Gedanken, das Placebo sind Sie.

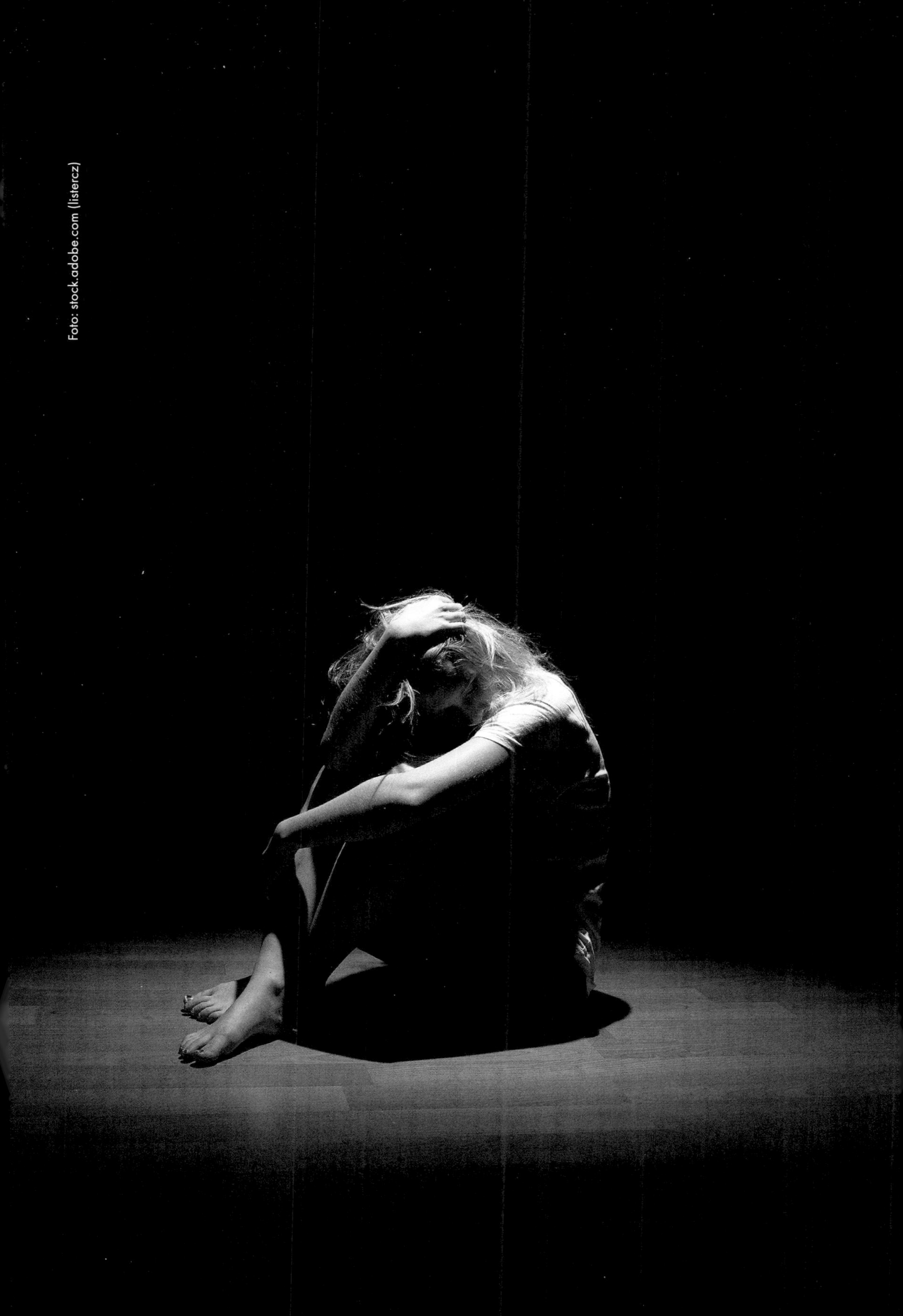

Foto: stock.adobe.com (listercz)

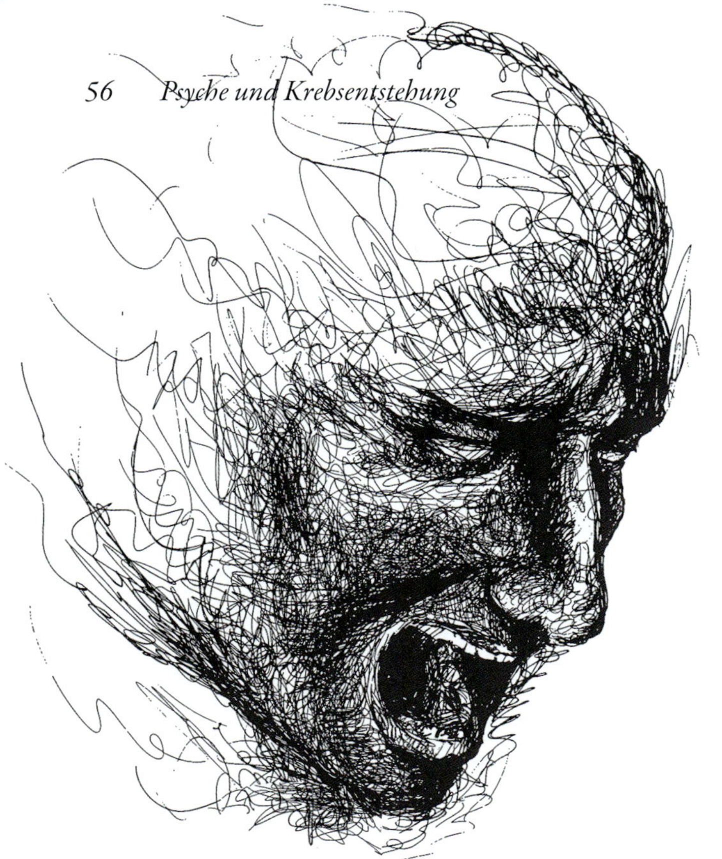

Illustration: freepik (Rochak Shukla)

Psyche und Krebsentstehung

Und wie hängen Psyche und Krebsentstehung zusammen? Die Annahme, Krebs sei psychisch verursacht, stimmt so nicht. Begünstigen Depressionen Krebs?

Nein, sie generieren keinen Krebs. Trauerreaktionen lösen keine Krebserkrankung aus. Sicher nachgewiesen ist, dass Stress Krebs auslösen kann. Stress vermindert die Anzahl Ihrer Abwehrzellen. Das ist im Blut messbar. Falsches Verhalten kann Krebs auslösen. Wie zum Beispiel Rauchen, Alkohol, mangelnde Bewegung, Fehlernährung und so weiter. Und Stress führt häufig zu solch ungesundem Verhalten.

Depressionen lösen keinen Krebs aus, gehen aber oft mit Verhaltensweisen einher, die eine Krebserkrankung begünstigen. So kommt es, dass das Thema Depression mehr und mehr in den Vordergrund bei Krebsprävention und Krebstherapie rutscht. Menschen, die depressiv sind, müssen aus ihrer depressiven Phase herausgeholt werden. Nutzen Sie die Hilfe von Fachleuten, von Therapeuten.

Akute und chronische Erkrankungen

Die Entwicklung der Krankheitsformen hat sich in hundert Jahren umgekehrt. Im Jahr 1900 waren 90 Prozent aller Erkrankungen akut, nur 10 Prozent chronisch. Im Jahr 2000 sind nur 10 Prozent aller Erkrankungen akut, und 90 Prozent der Krankheiten sind chronisch. Zu diesen chronischen Erkrankungen zählen auch Krebserkrankungen. Man kann lange, sehr lange mit Krebs weiterleben.

Immer mehr Krebserkrankungen werden heilbar. Neben Chemotherapeutika gibt es mehr und mehr bessere Behandlungsmöglichkeiten wie Immuntherapien und maßgeschneiderte Therapien.

Dazu zählen die CAR-T-Zelltherapie (eigene Immunzellen werden gentechnologisch so verändert, dass sie Krebszellen erkennen und bekämpfen); die individualisierte Krebsimmuntherapie mittels mRNA-Impfstoffen (wie bei den Corona-Impfstoffen) die darauf abzielt, die Mutationen in einem Tumor zu identifizieren, ihren Bauplan zu entschlüsseln und einen für diesen Tumor und damit für den Patienten maßgeschneiderten Impfstoff herzustellen; die Low-Dose-Chemotherapeutika und spezielle Medikamente, die den Tumor in Schach halten.

Für den Patienten bedeutet das, dass er alle zwei, drei Monate Spritzen, Infusionen oder Tabletten bekommt und damit lange weiterleben kann. Der Tumor verschwindet zwar nicht, er bleibt aber, wie er ist, wächst nicht weiter oder nur sehr langsam, und das gibt Ihnen Überlebenschancen.

Aufgabe der Neurone im Kopf

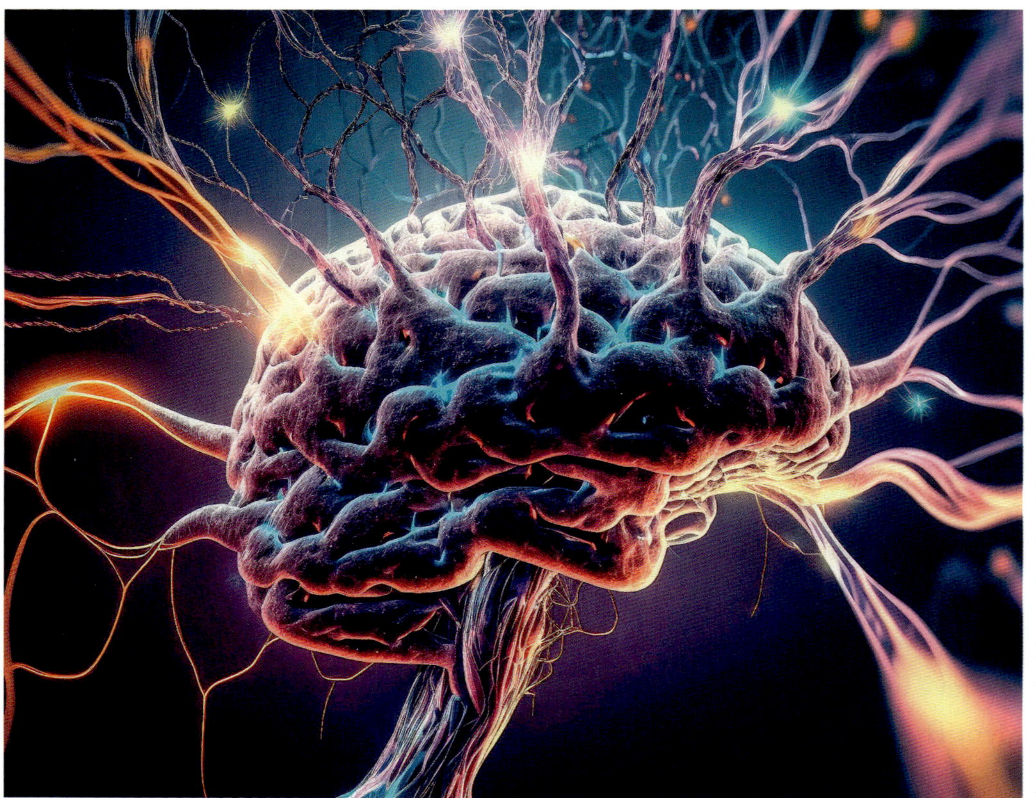

Illustration: stock.adobe.com (MMPhoto21)

Was hat das alles mit dem Gehirn, der Psyche und dem Immunsystem zu tun? Wie hängt das Ganze zusammen?

Das Gehirn besteht aus vielen einzelnen Zellen, den Neuronen – 80 bis 100 Milliarden Nervenzellen. Und von jedem dieser Neurone gehen, wie bei einem Tintenfisch, Fangarme weg. Sie heißen „Dendriten". Von jedem Neuron gehen bis zu 1000 Dendriten zu weiteren Neuronen mit ca. 100 Billionen Schaltstellen. Über sie werden Informationen weitergegeben, und über sie kommen Informationen in die Zellen hinein. Die Weitergabe erfolgt über Neurotransmitter. Signale werden gesendet, gehemmt oder empfangen. Ein Übermaß oder ein Mangel dieser

Neurotransmitter kann eine Störung im Körper verursachen. Eine der bekanntesten Störungen – Sie kennen es sicher – ist Dopamin-Mangel bei der umgangssprachlich bezeichneten „Schüttelkrankheit", Parkinson-Krankheit oder Morbus Parkinson.

Das Absterben der Nervenzellen, die Dopamin produzieren, führt zu einem Mangel daran. Dopamin ist ein Botenstoff. Wird zu wenig Dopamin produziert, dann „zittert" der Mensch. Dieses Muskelzittern ist eines der Symptome der Parkinson-Krankheit. Und diese 80 bis 100 Milliarden Nervenzellen, die Neurone, sollen keinen Einfluss auf den Körper haben?

Das zentrale Nervensystem ist für die Steuerung der Körperfunktionen zuständig: Hormonausschüttung, Bewegung, geistige Funktionalität (Gedächtnis und Lernen) und alle sensorischen Aufgaben. Das zentrale Nervensystem wird von allen Emotionen beeinflusst. Alles, was Sie sehen, hören oder fühlen, wirkt auf es ein. Das hat Auswirkungen auf alle Hormone und die Hormonproduktion im Körper, und viele Hormone wirken auch auf das Immunsystem. Das Immunsystem wiederum wirkt zurück auf das endogene periphere Nervensystem. Infektionen, Traumata, Autoimmunerkrankungen und viele weitere Krankheiten haben Einfluss darauf.

Alles ist miteinander verknüpft. Das zentrale Nervensystem, das Gehirn mit den Milliarden Zellen – sie stehen nicht isoliert und alleine da.

Die ca. 100 Milliarden Nervenzellen haben 100 Billionen Schaltstellen, als Zahl: 100.000.000.000.000

Plastizität des Gehirns

Das Gehirn bleibt plastisch, es ist veränderbar bis ins hohe Alter, bis zum letzten Atemzug. Hirnareale vergrößern oder verkleinern sich ständig. Es findet ein dauerhafter Um- und Abbauprozess der Dendriten statt. Verknüpfungen werden gelöst und neue wiederhergestellt. Auch jetzt, in diesem Moment, in dem Sie diese Zeilen lesen! Wie kann man das beeinflussen? Eigentlich simpel, ganz einfach. Mit Psychotherapie! Mit einer Gesprächstherapie, beispielsweise bei einem Psychoonkologen oder einem Psychotherapeuten, sind Veränderungen möglich. Und das ist nicht nur wahrscheinlich, es ist messbar, sichtbar möglich. Eine Computertomografie, ein MRT, kann die Veränderung sichtbar machen.

Nehmen Sie die Hilfe eines Therapeuten in Anspruch. Scheuen Sie sich nicht. Es gibt kaum etwas, das man nicht verändern kann. Die „graue Masse“ oben wirkt auf alle Ihre Organe und Zellen im gesamten Körper ein, und alle Organe und Zellen wirken zurück auf diese Neurone mit ihren Dendriten in Ihrem Kopf!

Körper und Seele – untrennbar

Platon (427–347 v. Chr.): „Das ist der größte Fehler bei der Behandlung von Krankheiten, dass es Ärzte für den Körper und Ärzte für die Seele gibt, wo doch beides nicht getrennt werden kann.“ Platon hat gewusst, dass es Blödsinn ist, einen Arzt für den Körper und einen Arzt für die Seele zu haben. Lange Zeit hatte man das vergessen. Heute weiß man wieder: Es ist nicht trennbar. Körper und Geist gehören zusammen, sind eine untrennbare Einheit. Der Geist (Kopf) steuert alle Organe des Körpers, ebenso wirken alle Organe zurück auf den „Geist“. Und die Mikroben im Darm wirken auf unser Gehirn ein *(siehe Kapitel Mikrobiom ab Seite 116)*.

Stresswirkung auf das Immunsystem

Stärkung des Immunsystems durch Stressvermeidung

Das autonome Nervensystem hat die Aufgabe, den physiologischen Ablauf im Körper zu regulieren. Dazu werden chemische und elektrische Signale an verschiedene Körperteile geschickt. Das geschieht im Unterbewusstsein, also ohne unsere bewusste Wahrnehmung. Diese Unmengen an biologischen Funktionen laufen hinter den Kulissen der bewussten Wahrnehmung ab. Sie werden nicht von unserem bewussten Geist reguliert. Das Unterbewusstsein steuert dies.

Alle diese Funktionen, von der Blutzuckerregulierung, der Hormonausschüttung, Körpertemperatur, der Verdauung und dem Immunsystem unterliegen diesem Vorgang. Zu diesem Vorgang brauchen wir ein autonomes Nervensystem, das sympathische und das parasympathische Nervensystem. Der Sympathikus hilft uns, große Energiemengen zur Verfügung zu stellen, um bei einer Bedrohung davonlaufen zu können. Der Körper wird in Alarmbereitschaft versetzt. Der Parasympathikus hilft uns zu entspannen und den Sympathikus zu bremsen, wenn es zu schlimm wird. Dieses Nervensystem ist im Stoffwechsel auf Fortpflanzung und Wachstum ausgerichtet. Es befasst sich mit allen inneren Gegebenheiten im Körper. Hier spielt auch das Immunsystem eine große Rolle.

Stress hat eine Auswirkung auf das Immunsystem. Lange hatte man diese Tatsache vergessen, erst im Laufe der Zeit wurde dieser Zusammenhang wiederentdeckt. Professor Bradford Cannon (1871–1945), amerikanischer Physiologe an der Harvard Medical School, forschte an etwas ganz anderem und entdeckte dabei zufällig, dass seelische Vorgänge im Körper, wie Emotionen, Angst und Wut, den Hormonhaushalt durcheinanderbringen. Er bemerkte, dass Stress den Blutzuckerspiegel in die Höhe treibt.

Es wurde klar: Wenn Stress auf den Blutzuckerspiegel wirkt, dann muss es da eine Verbindung geben zwischen dem Kopf und dem Organ, das für den

Blutzuckerspiegel verantwortlich ist. Cannon untermauerte damit die Basis für das Verständnis, dass der Kopf/der Geist Auswirkungen auf den Körper und die Hormone hat. Diese Wiederentdeckung machte deutlich, dass man über die grauen Zellen im Kopf mehr erreichen vermag als mit Pillen oder sonstigen Drogen. Man hat aufs Neue erkannt, dass die Psyche einen Einfluss auf die Körperzellen haben kann.

Faktor Stress

Das starke Erleben von Stress hat einen massiven Einfluss auf das Immunsystem. Das ist zunächst einmal nichts grundlegend Negatives. Es kommt darauf an, um welche Form es sich handelt. Ganz ohne Stress kann man nicht leben. Stress brauchen wir, er bildet den Grundlevel der Spannung.

Positiver Stress, der Eustress, ist eine positiv wirkende Kraft im Leben und im Umgang mit äußeren Reizen. Durch ihn wird man leistungsfähiger und kreativer. Herausforderungen fördern das Wohlbefinden. Akuter, kurzzeitiger Stress wie zum Beispiel Bungee-Jumping oder Kopfrechnen – diese Stressreaktionen schaden dem Immunsystem nicht.

Dagegen steht aber der negative Stress, der schädliche Stress. Es ist eine Frage des Maßes. Bei einem Zuviel, bei Überforderung, kann man sich nicht mehr erholen, dann wird Stress negativ, man wird krank.

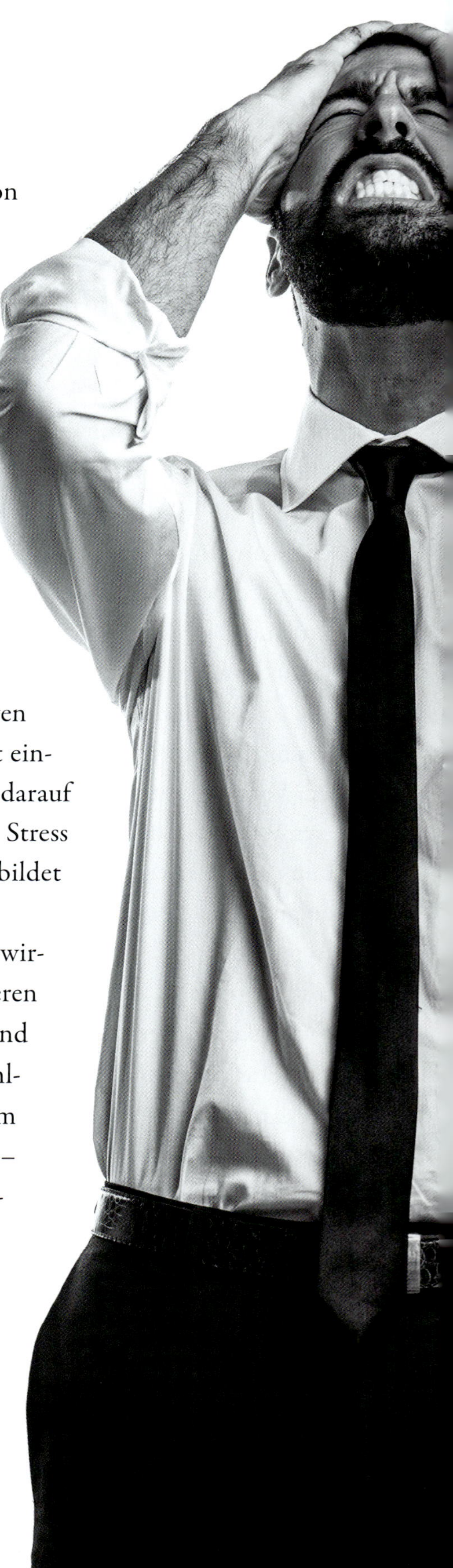

Das System bricht zusammen. Langanhaltender, chronischer Stress, sprich Dauerstress, erhöht das Risiko zu erkranken, signifikant um den Faktor 5. Wie kommt es zu der fünffach erhöhten Erkrankungswahrscheinlichkeit? Kurz gesagt: Die Kommunikation zwischen dem Kopf und dem endokrinen System wird gestört, die immunkompetenten Zellen, die dafür Sorge tragen, dass man nicht erkrankt, werden behindert beziehungsweise ihre Anzahl verringert sich. Die DNA-Reparaturen funktionieren nicht mehr. Dann steigt das Risiko, dass ein Tumor entstehen könnte. Das ist im Blut messbar. Bei gestressten Menschen sind im Blut deutlich weniger NK-Zellen (natürliche Killerzellen) und Abwehrzellen vorhanden als bei stressfreien Menschen.

Vor Stress ist niemand gefeit. Stress hat jeder von uns. Die Stress-Reaktion gehört zum Leben. Schon tägliche Herausforderungen in der Schule, das Lernen einer Sprache, das Lösen mathematischer Aufgaben, Prüfungen ... verursachen Stress. Das setzt sich im Berufsleben fort, im täglichen Arbeitsablauf: Ein Zuviel an Aufgabenstellungen, kaum lösbare Probleme, eine Überforderung durch Vorgesetzte und ein Arbeitspensum, das nicht zu schaffen ist – all das kann zu negativem Stress führen. Eine Erholung ist nicht mehr möglich.

Die Folgen können „Burnout“ sein, aber auch Herzinfarkte und Schlaganfälle und im ungünstigsten Fall Krebserkrankungen. Zum Stress gehören immer zwei: Eine Person oder Situation, die stresst, und jemand, der sich stressen lässt.

Lernen Sie Techniken, damit besser zurechtzukommen – es gibt verschiedene Wege. Suchen Sie sich eine für Sie passende Methode aus. Nicht jeder Stress macht krank. Denn die gute Nachricht ist: Mit ganz einfachen Mitteln können Sie Ihre Abwehrzellen/Killerzellen im Körper vermehren.

Foto: freepik (luis_molinero)

Negativen Stress erkennen und Stress bewältigen

Was ist Stress?

Stress bezeichnet einen Zustand körperlicher und/oder seelischer Belastungen, der aus einem erlebten Missverhältnis zwischen den Anforderungen und den Handlungsmöglichkeiten hervorgeht. Der Begriff Stress kommt an sich aus der Materialprüfung, wo Stress (die Kraft und die Einwirkung auf Materialien wie Metall) zu Strain (Verbiegen und Auswirkung auf das Material) führt. Der Mediziner Hans Selye (1907–1982) hat in den 1930er Jahren die Grundlagen der Lehre vom Stress entwickelt, gilt als „Vater der Stressforschung" und hat den Begriff „Stress" in die Medizin eingeführt.

Der Begriff „Stress" bezeichnet demnach die unspezifische Reaktion des Körpers auf jede Anforderung, die an ihn gestellt wird. Nach diesem Konzept führt der Auslöser des Stresses, der „Stressor" (die Ursache oder Belastung), zu „Stress" (Beanspruchung und Wirkung auf den Organismus).

Was sind Stressoren?

Stressoren sind Belastungen oder Reize, die Stress im Körper auslösen – eben alles, was auf den Organismus von außen oder von innen einwirkt. Dies können sowohl positive Ereignisse sein, wie Freude, als auch negative, wie Trauer. Alles, was erfreulich und befriedigend ist, wird positiv gewertet, alles, was unbehaglich und bedrohlich ist, negativ. Äußere Stressoren sind Umgebungseinflüsse wie Hitze, Kälte, Lärm, Autoverkehr, Wohnverhältnisse und vieles andere. Körperliche Stressoren sind Hunger, Durst, Schlafentzug, Bewegungsmangel, Leistungssport, Übergewicht und so weiter.

Die seelischen Stressoren stammen aus dem Bereich unseres Zusammenlebens, die mangelnde Anerkennung in Beruf oder Familie, Enttäuschungen, Schicksalsschläge etc. Von uns ausgehende Stressoren sind beispielsweise zu hochfliegend gesteckte Ziele, zu großer Ehrgeiz, Hang zum Perfektionismus, gestörtes Selbstwertgefühl. Wichtig ist, dass nicht jede umfangreiche Belastung automatisch zu negativem Stress führen muss.

Entscheidend ist, wie man damit umgeht und wie die Situation erlebt wird. So kann eine Belastung für den einen negativer Stress (Disstress) sein und für den anderen positiver Stress (Eustress). Auf Dauer gesundheitsschädlich ist der negative Stress.

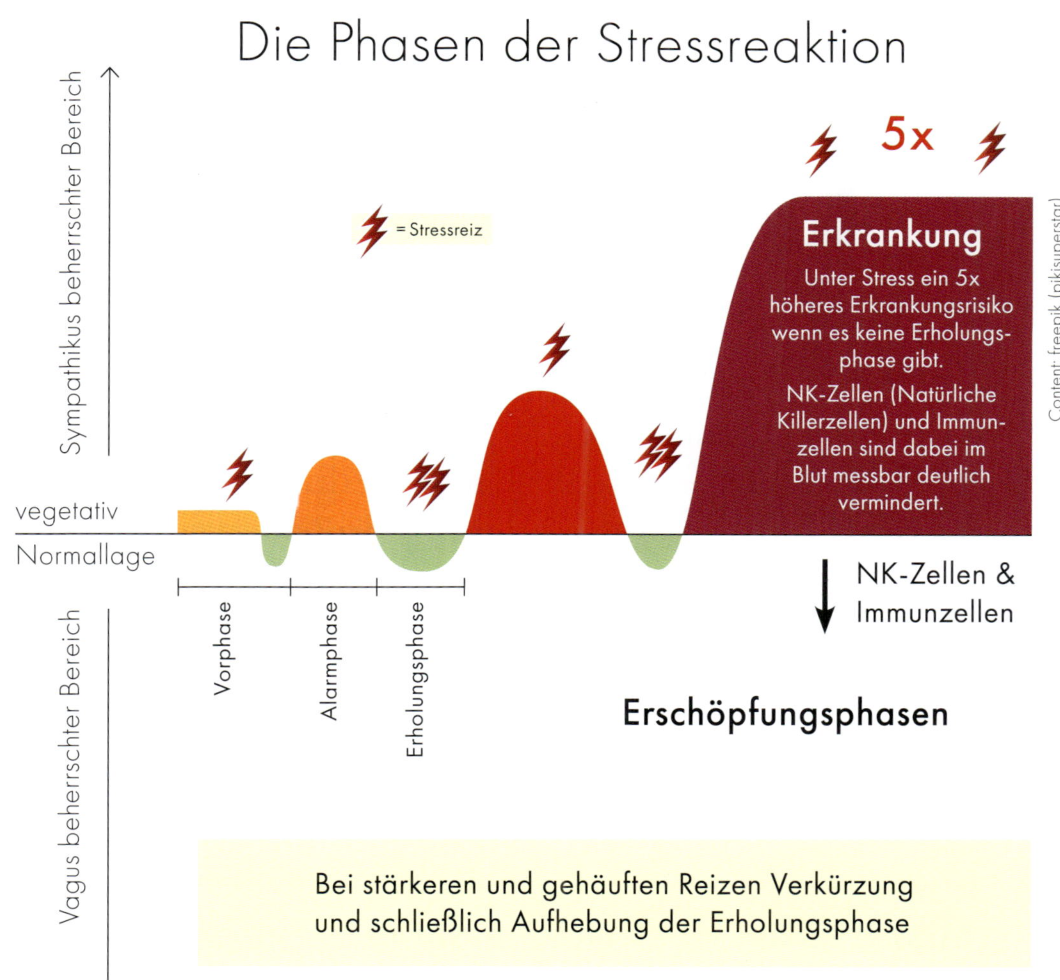

Illustration: stock.adobe.com (Xavier)

Welchen Sinn hat Stress?

Betrachtet man die oben genannten Auswirkungen im Organismus, dann macht das alles einen Sinn. Denn Stress ist ein uralter biologischer Mechanismus, der zur Lebenserhaltung erforderlich ist. Damit wurde die reflexhafte Angriffs- oder Fluchtreaktion erst möglich. Alle nicht notwendigen Körperfunktionen werden eingeschränkt, damit der Körper sich auf Flucht oder Angriff fokussieren kann. Die Stressreaktion versetzt den Körper in Bruchteilen von Sekunden aus dem Zustand der Ruhe und Ausgeglichenheit in die Bereitschaft für einen Kampf auf Leben und Tod. Dies bewahrte den Urmenschen davor, gefressen zu werden.

Geht es denn auch ohne Stress?

Nein! Ganz ohne Stress können wir nicht leben. Fehlen jegliche Sinnesreize, kann das Gehirn diesen spannungslosen Zustand nicht ertragen und verschafft sich Ersatzreize. Es halluziniert und erfindet damit seine eigene Welt. Hält ein solcher Zustand über einen langen Zeitraum an, drohen dauerhafte gesundheitliche Schäden. Stressoren (Reize, die auf den Organismus einwirken) sind also grundsätzlich gesund und notwendig. Sie machen fit, aufmerksam und lernfähig. Allein der Grad der Bewältigung entscheidet über Beanspruchung und Gefühlsfärbung. Ein Zuwenig an Anspannung führt zur Unterforderung, ein Zuviel an Anspannung zu Überforderung. Beides führt zu einer schlechten Leistung. Optimal ist ein mittleres Stresslevel. Es fördert die Kreativität, den Spaß an der Arbeit. Es führt zu Erfolgserlebnissen, verleiht ein Gefühl von Souveränität und führt damit zu einer optimalen Leistung.

Bewältigung positiv	Bewältigung negativ
EUSTRESS > positiver Stress	**DISSTRESS** > negativer Stress

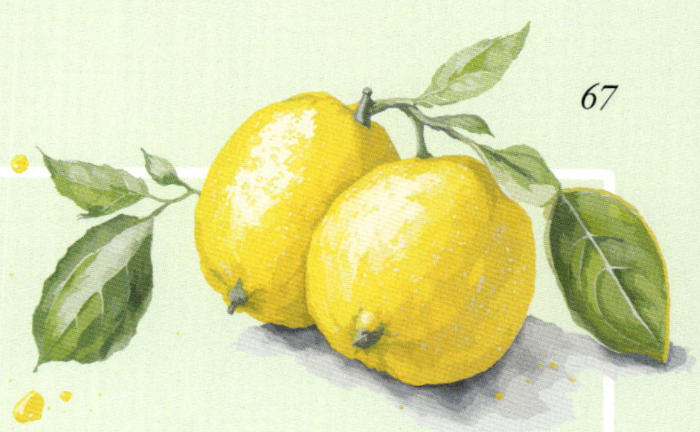

Was bewirkt Stress im Körper?

Bei Stress kommt es zur Ausschüttung von sogenannten „Stresshormonen" (Adrenalin, Noradrenalin, Cortisol). Dies führt zu vielfältigen körperlichen Reaktionen:

- Das Auge stellt sich auf die Ferne ein. Das Sehen im Nahbereich ist beeinträchtigt.
- Der Herzschlag erhöht sich, und der Blutdruck steigt.
- Die Verdauung wird eingestellt, trockener Mund, Durstgefühl und Verstopfung sind die Folge.
- Die Hautdurchblutung wird gedrosselt, die Haut wird blass, Schwitzen der Handinnenflächen und Stirn.
- Die Abwehrlage gegen Krankheitskeime ist vermindert, Immunschwäche und damit Infektionsgefährdung sind die Folge.
- Kommt es nach dem Stressreiz zur Erholung, dann normalisieren sich in der Erholungsphase die Stresssymptome.
- In der Erschöpfungsphase ist keine Erholung mehr möglich, Krankheiten können die Folge sein.
- Dauerstress birgt ein fünfmal höheres Erkrankungsrisiko; die Zahl der natürlichen NK-Zellen und Immunzellen für die Krankheitsabwehr sinkt im Blut.

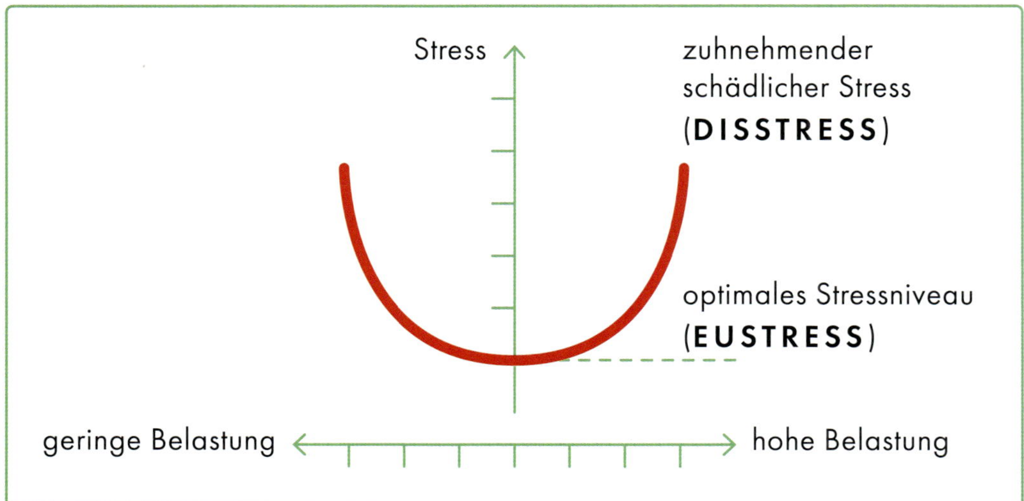

Foto: freepik (cookie_studio)

Welche Folgen hat der negative Stress?

Negativer Stress führt zu einer ganzen Palette von körperlichen und seelischen Auswirkungen: Angstgefühle, depressive Verstimmungen, rasche körperliche Erschöpfung, Gedächtnislücken, Konzentrationsstörungen, Schwindelgefühle, Schlafstörungen, Vergesslichkeit, Nacken-, Schulter- und Rückenbeschwerden, Verdauungsbeschwerden, trockener Mund, Magenbeschwerden, Appetitlosigkeit, Herzstechen. Auch die Wundheilung ist bei Angst, Depressionen und Schmerzen sowie durch psychosoziale Stressoren gestört. Es finden sich auch Hinweise darauf, dass Herpesvirusinfektionen durch psychische Belastungen begünstigt werden. Durch die stressbedingten Immunveränderungen kommt es zu einer Reaktivierung der im Körper vorhandenen Viren und damit zu einem Krankheitsausbruch. Einige Viruserkrankungen, wie das Epstein-Barr-Virus, stehen auch im Verdacht, bösartige Erkrankungen hervorrufen zu können (z. B. Non-Hodgkin-Lymphome).

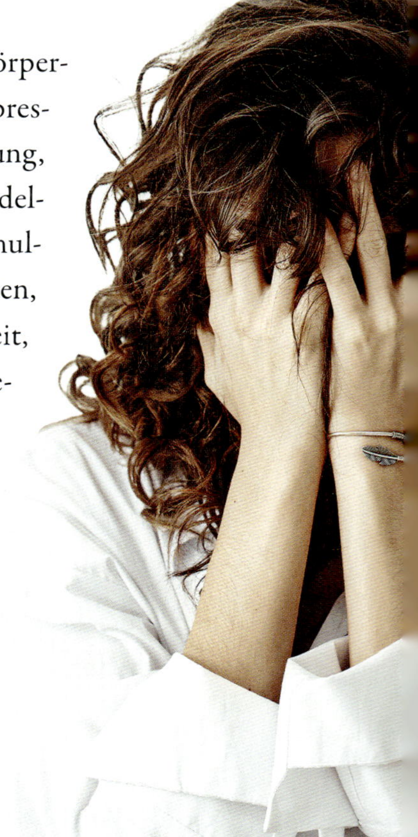

Indirekt kann Stress über gesundheitsschädliche Verhaltensweisen wie Rauchen, Alkohol, hoher Fettkonsum, wenig Bewegung, hohes Gewicht sowie direkt über Stressreaktionen und über entzündliche Prozesse die DNA schädigen und damit zur Metastasierung führen. Studien konnten belegen, dass zwischen psychischer Belastung und Entzündungen ein Zusammenhang bei der Krebsentstehung besteht.

Wie kann ich mit negativem Stress umgehen?

Als Allererstes sollten Sie herausfinden, was Sie stresst!

Ihre persönliche Stressanalyse ist Voraussetzung für die Stressbewältigung. Erinnern Sie sich an eine Situation, die für Sie Stress bedeutete, und fragen sich:

- Was habe ich in der Stresssituation gedacht?
- Was habe ich körperlich empfunden?
- Was habe ich gefühlt?
- Was für Vorstellungen hatte ich?

Überprüfen Sie:

- Was hat mich in die Stresssituation gebracht?
- Wie habe ich mich in dieser Situation verhalten?
- Wie wirke ich im Stress auf andere, auf mein Umfeld?
- Was kann ich tun, um nicht mehr dahinzukommen?
- Wie kann ich besser reagieren, wenn sich Stress einstellt?

Stress kann zu Krebs führen!

Angst und Stress haben negativen Einfluss auf das Immunsystem!

Die NK-Zellaktivität (natürliche Killerzellen) wird unterdrückt und damit die Möglichkeit, Tumorzellen zu erkennen und zu zerstören.

Illustration: stock.adobe.com (newmin)

Konkrete Tipps zur Stressvermeidung, -minderung

Trennen Sie vor Arbeitsbeginn Wichtiges von Unwichtigem. Planen Sie die Erledigung wichtiger Dinge für die Zeitfenster Ihrer größten Leistungsbereitschaft. Wir sind zu unterschiedlichen Tageszeiten unterschiedlich leistungsstark. Diese Zeiten der Leistungsbereitschaft variieren von Individuum zu Individuum und auch in Abhängigkeit zur Tätigkeit, aber im Großen und Ganzen nimmt die Leistungsstärke im Verlauf des Tages ab, wie die Grafik veranschaulicht.

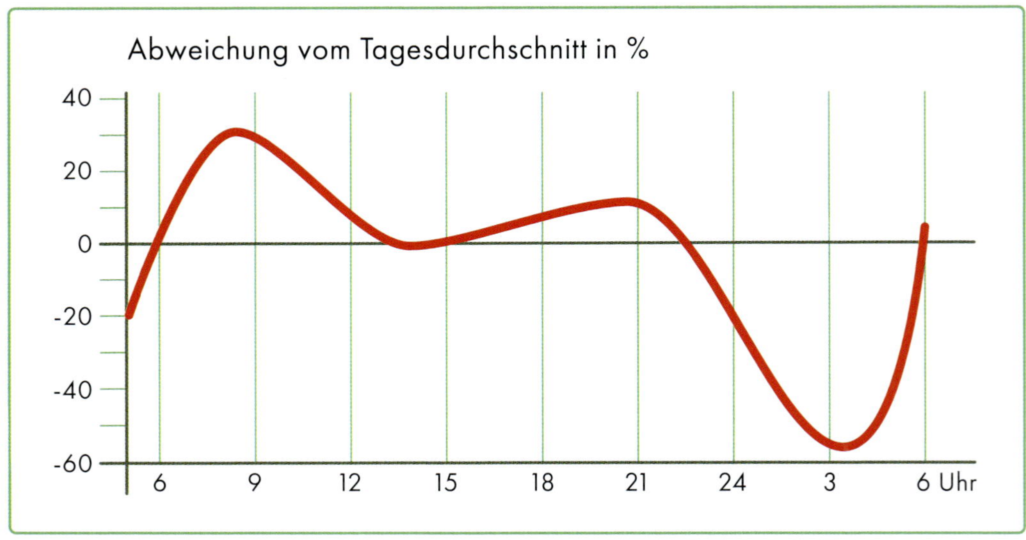

Leistungsbereitschaft in Abhängigkeit von der Tageszeit

Fassen Sie Tätigkeiten wie Telefonate zusammen. Optimieren Sie durch gestalterische und organisatorische Maßnahmen Ihren Arbeitsplatz. Gleichen Sie negativen Stress in der Freizeit aus und erhöhen Sie Ihre Widerstandskraft beispielsweise durch sportliche Betätigung.

Ein trainiertes Herz …

… schlägt langsamer.

… erhöht seine Schlagzahl bei Stress weniger.

… wirft mit jedem Schlag mehr Blut aus.

… ist selbst besser mit Sauerstoff versorgt.

Und damit sind Sie besser gegen die Belastungen des Alltags gewappnet.

Eine positive Lebenseinstellung führt zur Zufriedenheit und damit eher zu Eustress. Unleidlich Getriebene, die mit sich und der Welt nicht im Einklang stehen und die keinen Sinn im Leben sehen, leiden meist unter der Belastung und haben Disstress.

Dazu fällt mir folgendes Zitat ein:

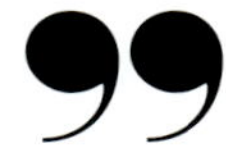

Eigentlich bin ich ganz anders,
ich komm nur so selten dazu.

Ödön von Horváth (1901–1938)

Lernen Sie, sich zu entspannen, durch sinnvolle Freizeitbeschäftigung (ohne Stress!) oder Entspannungstechniken. Entspannen Sie mit Hilfe von Techniken und Tätigkeiten: Autogenes Training, Progressive Muskelentspannung, Tai-Chi, Yoga, Meditation, Atmungstechniken, Musik, Tanzen, Wandern, Angeln, Sport, Jonglieren, Lesen, Massagen, Bäder, Sauna ... Lachen Sie mehr.

Lachen entspannt und baut Stresshormone ab. Lachen ist außerdem viel weniger anstrengend, als ernst dreinzuschauen: **Für ein ernstes Gesicht brauchen Sie etwa 65 Muskeln. Zum Lächeln 10 Muskeln. Warum wollen Sie sich überanstrengen?**

Lernen Sie, positiv zu denken. Eine Vase, die zu Boden gefallen ist, wird nicht wieder ganz, wenn Sie sich ärgern. Aus dieser Situation können Sie Positives ableiten, denn vorausschauend können Sie den nächsten Fall einer Vase auf den Boden verhindern. Schauen Sie nach vorne, nicht nach hinten. Lernen Sie aus der Vergangenheit, die nicht mehr veränderbar ist, für die Zukunft, die von Ihnen beeinflussbar ist. So können Sie jeder für Sie unerfreulichen oder belastenden Situation eine positive Seite abgewinnen.

If you don't have a smile I'll give you one of mine.

Lernen Sie mit Ihrem Stress richtig umzugehen!

Wenn Du kein Lächeln hast,
gebe ich Dir eins von meinen.

(gesehen im Sheraton-Hotel in Abu Dhabi, Vereinigte Arabische Emirate)

Stress kann Krebszellen wieder aufwecken!

Tumore können nach einer erfolgreichen Behandlung Monate oder Jahre später wieder auftauchen. Ein Team aus Molekularbiologen, Onkologen und Immunologen fand in Studien heraus, wie Stresshormone über eine Reihe von Ereignissen Krebszellen reaktivieren können. Der Stress kann über eine Erhöhung des Stresshormons Noradrenalin, möglicherweise über eine Entzündungsreaktion, schlafende Tumorzellen reaktivieren. Dazu benötigt der Köper eine Aktivierung von Stresshormonen und sogenannte Neutrophilen (spezialisierte Immunzellen).

Stress reduzieren durch Erlernen einer Entspannungstechnik kann diesem Ablauf möglicherweise vorbeugen.

Fatigue bei Krebs

Im Verlauf der Erkrankung kann man während der Chemotherapie und der Bestrahlung an einen Punkt der völligen Erschöpfung körperlicher und geistiger Natur kommen. Die Gliedmaßen sind schwer. Es fehlt der Antrieb, man ist lustlos, ohne Motivation, man ist müde und erschöpft. Das Schlafbedürfnis ist vermehrt, lässt sich aber nicht befriedigen, Schlafstörungen kommen hinzu. Anhaltende Müdigkeit, auch tagsüber. Man hat kein Interesse und Freude mehr an alltäglichen Dingen. Traurigkeit, Ängste und Konzentrationsstörungen stellen sich ein. Eine tumorbedingte Fatigue kann von selbst wieder vergehen, aber auch noch Jahre nach der Therapie auftreten. Es beeinflusst den gesamten Lebensablauf, das soziale Leben leidet enorm durch die permanente Erschöpfung.

Für Betroffene ist es oft schwer, den Angehörigen oder einem Außenstehenden die empfundene starke Erschöpfung begreiflich zu machen. Insbesondere dann, wenn die eigentliche Krebstherapie überstanden ist und das Fatigue Monate später auftritt. Verständnis und Gesprächsbereitschaft sowie tatkräftige Unterstützung helfen bei der Bewältigung.

Therapie des Fatigue-Syndroms

Bewegung hilft sowohl dem Körper als auch dem Geist. Ein an die eigene Leistungsfähigkeit angepasstes Ausdauertraining ist eine der wichtigsten und auch erfolgreichsten Maßnahmen zur Reduzierung der Symptome. Eine medizinische/medikamentöse Therapie ist zurzeit nicht in Sicht. Als hilfreich erweisen sich oftmals Entspannungsverfahren wie Autogenes Training oder andere Methoden zum Stressabbau.

Hilfreich dabei kann auch eine Psychotherapie sein, vor allem eine Verhaltenstherapie, sowie psychoonkologische Unterstützung. Eine gesunde Ernährung mit ausreichend Obst und Gemüse und ausreichendes Trinken (z. B. Jiaogulan-Tee) hilft dabei. Schlafstörungen sollten unbedingt behandelt werden. Bei bestehender Blutarmut durch die Therapie sollte diese behoben werden.

Umgang mit der Diagnose

Eine Krebsdiagnose zu erhalten, bedeutet Stress. Die Reaktionen darauf, die Strategien, damit umzugehen, und die Gedanken, die Betroffene entwickeln, ähneln sich. In einer Untersuchung im Jahr 1998 wurden Patienten hinsichtlich ihres Umgangs mit der Diagnose und der Krankheitsbewältigung befragt. Die Betroffenen fragen sich, warum es gerade sie erwischt hat, ob sie etwas falsch gemacht haben, ob der Krebs womöglich eine Strafe ist, ob ihnen womöglich jemand die Krankheit an den Hals gewünscht hat und wer es gewesen sein könnte, und natürlich fragen sie sich, ob sie nun sterben müssen. Folgende Schlagwörter nutzten Patienten, um ihre Gedanken und die Auswirkung der Diagnose zu beschreiben: Furcht, Angst/Depression, Verleugnung, Ohnmacht, Konfusion, Konfrontation mit der eigenen Sterblichkeit, Entsetzen, Ärger sowie Verlust des Vertrauens in Gott, in sich selbst, in den Körper und in andere.

Um die Krankheit zu bewältigen, stehen Patienten vor vielfältigen Anforderungen: Es geht darum, die Diagnose zu akzeptieren, eine gewisse Toleranz von Stress zu entwickeln, zu akzeptieren, dass man sich in größerer Abhängigkeit befindet, Hilfe anzunehmen, sich an das medizinische Hilfesystem anzupassen und anpassen zu müssen. Entscheidungen bezüglich Behandlungsmöglichkeiten sind

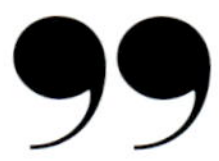

Das Ziel der Patienten ist mit wenigen Worten formuliert: Bestmögliche Hilfe mit der geringsten Beeinträchtigung der Lebensumstände.

Tschuschke, Psychoonkologie (2011)

zu treffen sowie eine Vorstellung davon zu entwickeln, wie Behandlungsmaßnahmen in den Alltag integriert werden können. Bewältigung heißt nicht resignieren, sondern sich aktiv mit der Diagnose und den Behandlungsmöglichkeiten und den daraus resultierenden Konsequenzen auseinandersetzen. Das macht den großen entscheidenden Unterschied aus, wie ihr weiteres Leben verläuft.

Fast allen Menschen mit der Diagnose Krebs ergeht es ähnlich. Auch mir erging es so. Wichtig ist, dass der anfänglich depressive Tenor sich dann zu einer positiven Einstellung verändert. Das Ziel sollte sein, möglichst schnell wieder gesund zu werden und den Krebs aus dem Körper zu verbannen.

Bewältigung

Welchen Zusammenhang gibt es zwischen dem Bewältigungsverhalten und dem Überleben bei Krebs? Hat das Verhalten eine Auswirkung auf die Überlebenschancen? Oder ist es gleichgültig, was ich tue und wie ich mich verhalte, und habe ich keinerlei Einfluss? Das Hypothetische Modell zum Zusammenhang zwischen Bewältigungsverhalten und Krebs veranschaulicht meine Überlegungen. Krebserkrankungen haben ganz unterschiedliche Verläufe. Es gibt jene Tumore, die aggressiv und sehr weit fortgeschritten sind und die zum Tode führen. Es gibt weniger aggressive Tumore, die nicht unbedingt zum Tode führen, mit denen man vielleicht lang, sehr lang leben kann. Viele Tumore entdeckt man gar nicht oder erst spät im hohen Alter. Manchmal verstirbt jemand, und erst dann stellt sich heraus, dass er einen Tumor hatte, vielleicht schon seit 20, 30 oder 40 Jahren, und an dem er schließlich auch gar nicht gestorben ist.

Aggressiver Tumor

Der Tumor ist aggressiv, kann zum Tode führen, der Patient versucht alles, was er kann, er kämpft, er stirbt. Nach wie vor gibt es leider auch diese schlimmen Formen von Tumorerkrankungen. Da kann man zurzeit auch in der Medizin wenig machen. Egal, wie sehr sich der Patient anstrengt, wie sehr er es schaffen möchte, er hat kaum eine Chance. Aber die Medizin entwickelt sich ja weiter. Vielleicht findet man in Zukunft auch für solche schweren Fälle therapeutische Möglichkeiten, die die Chance auf Weiterleben ermöglichen. Ich hatte Glück, dass genau

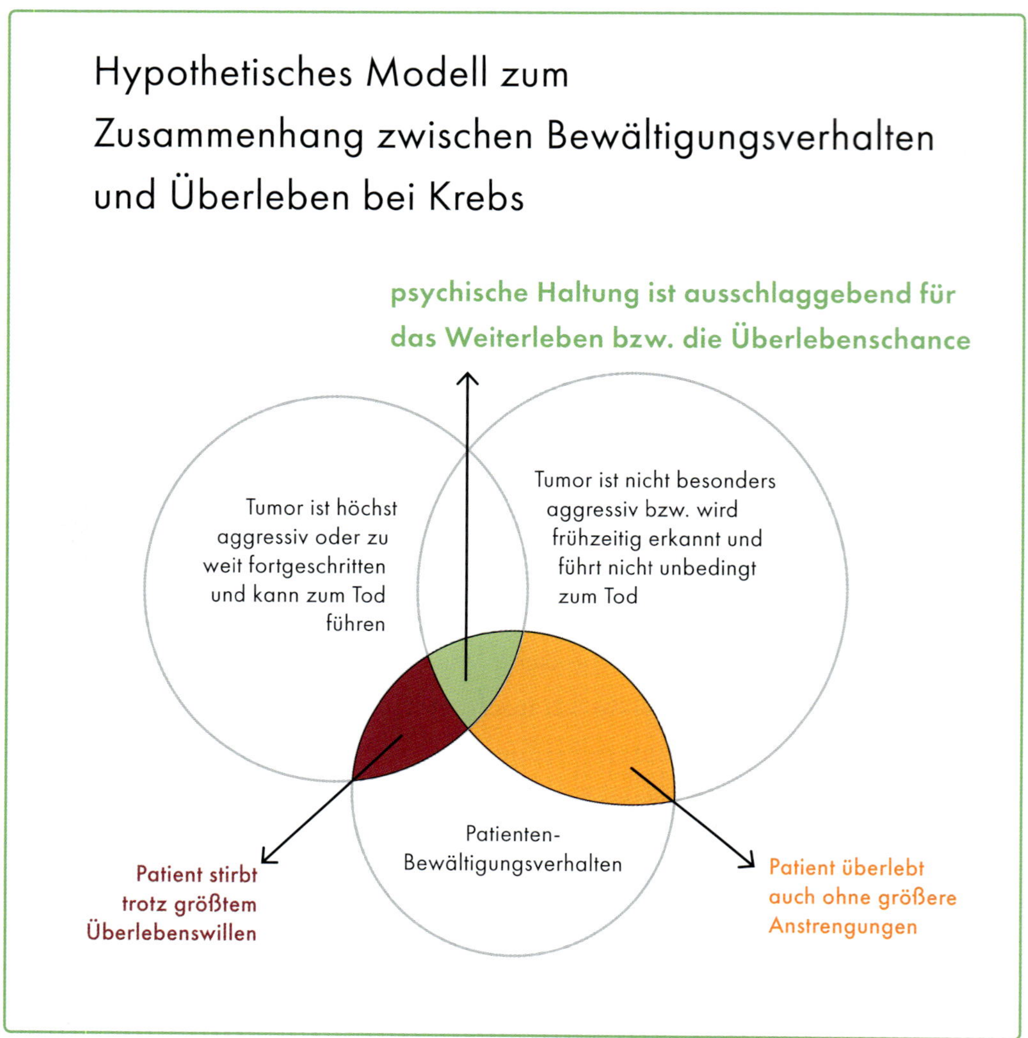

in dem Moment, in dem ich an meinem Tumor erkrankte, neue Medikamente (Antikörpertherapie) auf den Markt kamen und mir das Weiterleben ermöglichten. Ohne diese wäre ich nicht mehr auf der Welt.

Aber ist es so, dass man mit einer schweren Tumorerkrankung wirklich kaum eine Chance hat? Doch, auch dann bestehen Chancen! Auch wenn die Diagnose wenig Hoffnung macht, man sollte jede kleine Chance nutzen. Immer wieder gibt es Spontanremissionen, also unerwartet eintretende Besserungen oder gar Genesung, bei denen selbst Mediziner nicht wissen, wie es dazu kommt.

Nicht so aggressiver Tumor

Im Fall des nicht so aggressiven Tumors stehen die Chancen sehr gut zu überleben, ganz egal, was der Patient macht – ob er viel für die Genesung tut oder nicht. Selbst wenn er so gut wie gar nichts zum Heilungsprozess beiträgt, ist die Wahrscheinlichkeit sehr hoch, dass er überleben wird.

Die Gemeinsamkeit

Beide – der aggressive Tumor und der nicht so aggressive – haben eine gemeinsame Schnittstelle: das Patientenbewältigungsverhalten. Unabhängig von der Ausprägung und Aggressivität des Tumors ist die psychische Haltung entscheidend für das Überleben, egal bei welchem Tumor. Gebe ich mich auf, dann habe ich schon so gut wie verloren. Gebe ich nicht auf, habe ich immer noch eine Chance, den Krebs zu überleben. Wie das berühmte Glas Wasser – halb voll, halb leer. Fifty-fifty. Und 50 Prozent – das ist doch eine Topchance. Besser als null Prozent.

Das heißt, die Psyche spielt eine wesentliche Rolle.

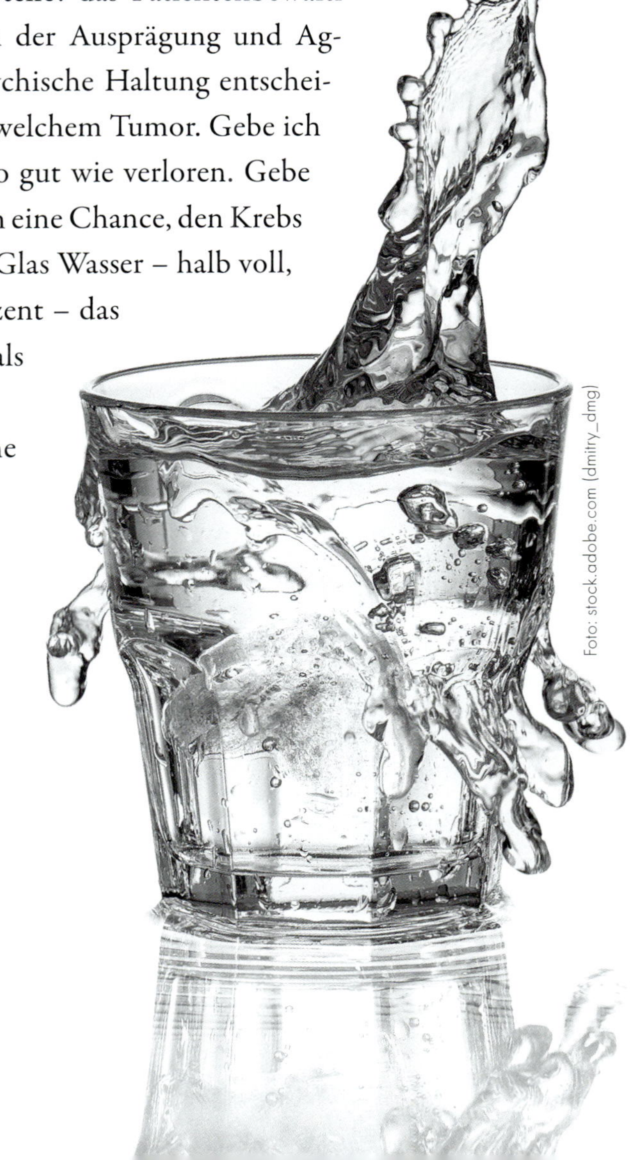
Foto: stock.adobe.com (dmitry_dmg)

Funktionaler Optimismus versus defensiver Optimismus

Der funktionale Optimist denkt:	Der defensive Optimist denkt:
Eine Problemlösung motiviert mich.	Rede mir Dinge oft positiv, glaube aber nicht daran.
Ich vertraue auf meine Stärken.	Pessimismus soll ja schädlich sein.
Ich glaube an mich.	Es soll einfacher im Leben sein, optimistisch zu sein.
Probleme kann ich schnell lösen.	Das Schicksal wird es schon gut mit mir meinen.
Was ich mir vornehme, kann ich auch umsetzen.	Es ist ein schönes Gefühl, optimistisch zu sein.

Was ist der Unterschied zwischen funktionalem und defensivem Optimismus?

Der funktionale Optimist ist davon überzeugt, dass er das kann, was er vorhat, er ist motiviert, er kann das Problem lösen. Er weiß: „Ich bin stark, ich kriege das hin. Ich werde es lösen können, ich bin optimistisch, ich glaube an mich."

Der defensive Optimist hat gehört, dass man optimistisch sein soll, weil das gut sei. Pessimismus soll schädlich sein. Deshalb redet der defensive Optimist sich die Dinge schön, aber er glaubt nicht wirklich an die optimistischen Ansätze. Haben defensive Optimisten eine Chance, funktionale Optimisten zu werden? Ja, auch die defensiv eingestellten Menschen haben eine Chance. Sie müssen nur Hilfe annehmen, von einem Psychotherapeuten oder einem Psychoonkologen. Sich selbst zu motivieren, ist nicht ganz einfach. Wenn man einen guten Freundeskreis hat, ist es vielleicht möglich, den defensiven in einen funktionalen Optimisten umzuwandeln. Und ein Therapeut ist Profi darin. Warum ist das wichtig? Warum sollte man es versuchen? Der funktionale Optimist hat bessere und mehr Abwehrzellen. Er hat bessere Überlebenschancen. Wäre ich pessimistisch eingestellt gewesen während meiner Krebserkrankung, hätte ich das sicher nicht überlebt.

Meine Einstellung war immer schon positiv. Es gibt nichts, was ich nicht kann. Ich schaffe es! Warum soll ich es nicht können? Ich habe nie aufgegeben. Ich kenne es nicht, pessimistisch zu sein. Ich war immer Optimist und werde es auch bleiben. Ich denke immer nach vorne. Ich schaue immer nach vorne. Ich genieße den Tag.

Ein einfacher Gedanke zur Überlebensstrategie ist: Ich will mein Geld selbst verprassen. Ich will etwas von meiner Rente haben. Und ich will das Geld nicht irgendjemandem überlassen, der was auch immer damit macht.

Maßnahmen zur Vorbeugung gegen Krebs und bei Krebs
Lebensstilkorrektur
Aktiv werden, statt passiv zu bleiben
Wenn sich nichts ändert, ändert sich nichts
Illustrationen: freepik

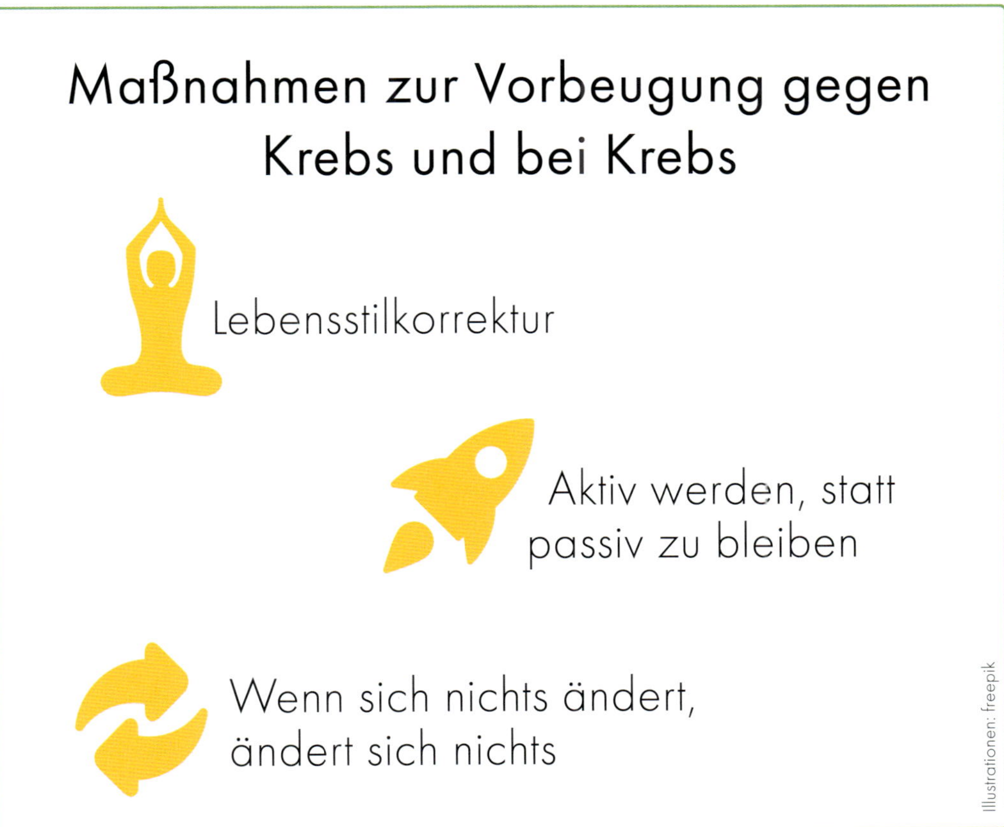

Stärkung des Immunsystems durch Ihre Psyche

Was können Sie tun zur Krebsbewältigung? Die Psyche stärken! Es gibt viele Möglichkeiten, das Vegetativum, den Körper zu unterstützen. Stärken Sie Ihr Immunsystem mittels Bewegung und gesunder Ernährung. Führen Sie eine Störfeldsuche in Ihrem Körper durch und korrigieren Sie Ihren Lebensstil. Aber bitte kein „Morgen bewege ich mich“ oder „Morgen höre ich auf, Schweinshaxe zu essen“. Fangen Sie heute damit an. Aktiv werden, statt passiv zu bleiben ist das oberste Gebot. Früher wurden Krebspatienten ruhiggestellt, sollten sich nicht bewegen, sie lagen nur im Bett. Heute weiß man, das ist grundsätzlich falsch. Patienten werden angehalten, schon während der Chemotherapie oder der Bestrahlung aktiv zu werden und Sport zu treiben. Viele Studien belegen, dass mit Bewegung bzw. mit Sport eine wesentlich geringere Dosierung der Chemotherapeutika für den gleichen Erfolg ausreicht. Fatigue und Kachexie bessern sich. Und mit Sport erholt man sich schneller davon.

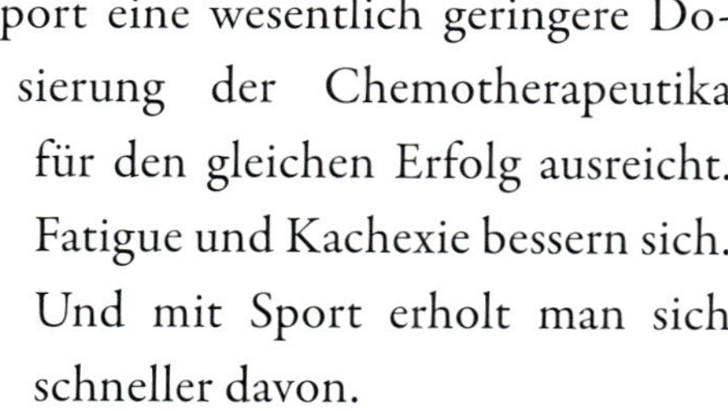

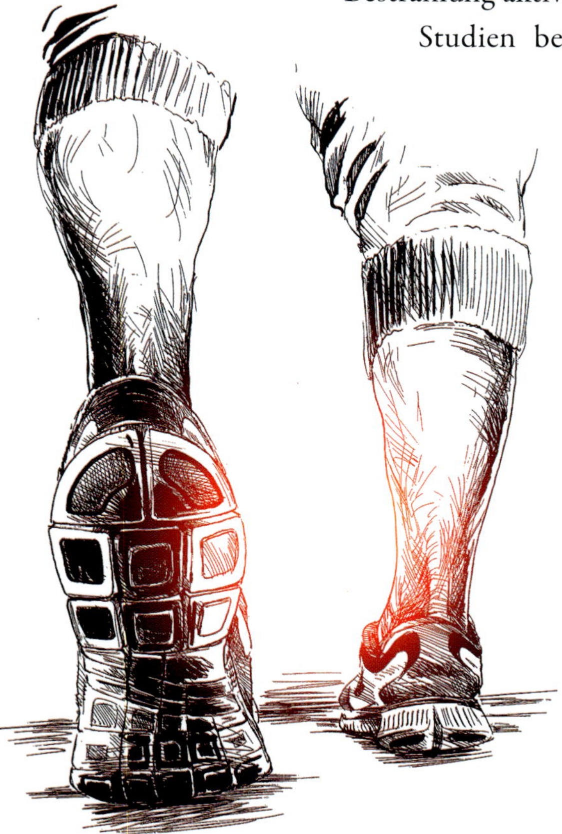

Illustration: freepik (Rochak Shukla)

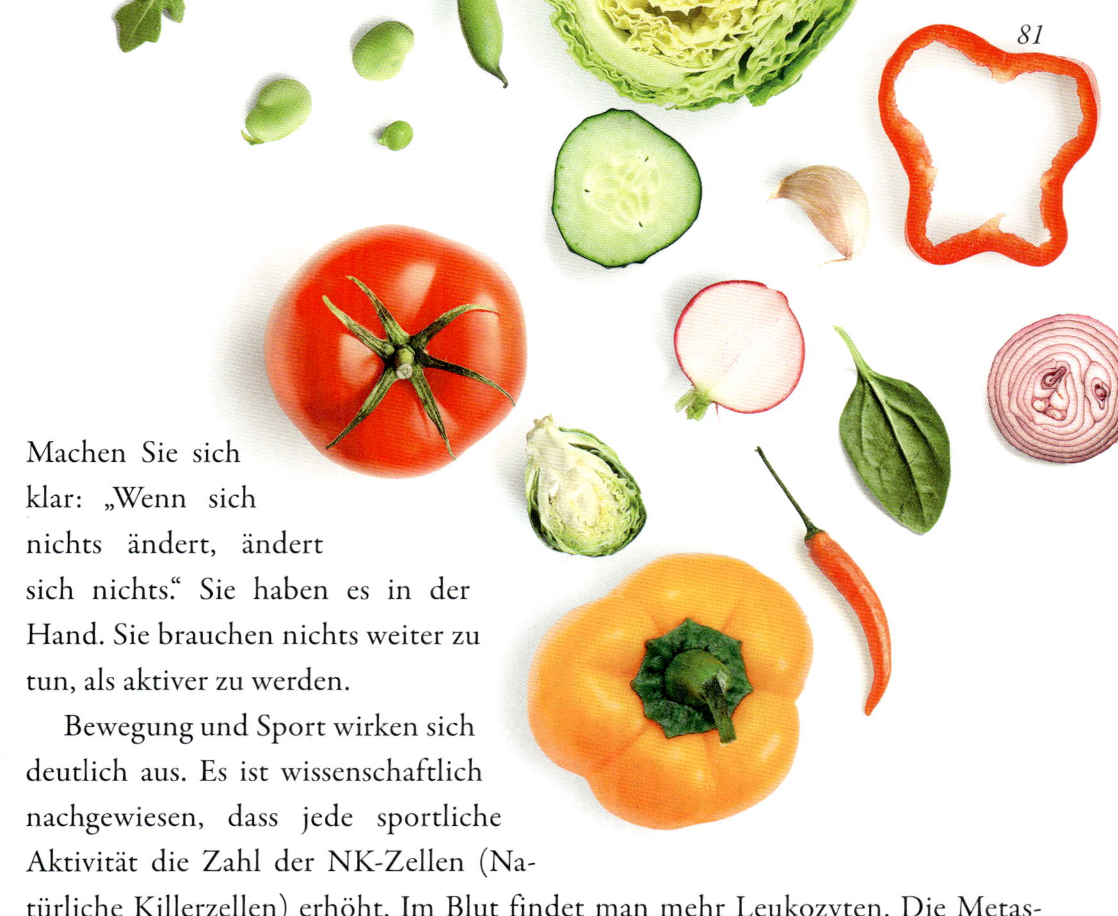

Machen Sie sich klar: „Wenn sich nichts ändert, ändert sich nichts." Sie haben es in der Hand. Sie brauchen nichts weiter zu tun, als aktiver zu werden.

Bewegung und Sport wirken sich deutlich aus. Es ist wissenschaftlich nachgewiesen, dass jede sportliche Aktivität die Zahl der NK-Zellen (Natürliche Killerzellen) erhöht. Im Blut findet man mehr Leukozyten. Die Metastasen und die Tumormasse werden kleiner. Das ist messbar und sichtbar im MRT. Bewegung ist das A und O. Wobei Bewegung nicht Hochleistungssport heißt. Sie müssen nicht Marathon laufen. Damit würden Sie das Gegenteil erreichen.

Ausreichend sind 20 bis 30 Minuten Bewegung jeden zweiten Tag, besser noch jeden Tag. Schnelleres Gehen, Walken oder einfach nur Laufen, so schnell, wie Sie können. Sie benötigen keine speziellen Schuhe. So wie Sie jetzt, im Moment, gekleidet sind, können Sie loslegen. Behaupten Sie nicht, Sie hätten dafür nicht die Zeit. Sie haben doch für jeden Unfug Zeit am Tag, für jede noch so unnötige Handlung. Und die 20 bis 30 Minuten täglich? Damit stärken Sie Ihre Abwehrzellen, es werden mehr. Sie stärken damit Ihr Immunsystem und die Wahrscheinlichkeit, dass Sie besser mit ihrer Krankheit zurechtkommen oder keinen Krebs bekommen. Garantieren kann man das nicht.

Das sind die einfachsten Mittel der Welt zur Stärkung Ihres Immunsystems. Sie haben es in Ihrer Hand, etwas verändern zu können. Sie müssen die Veränderung nur zulassen.

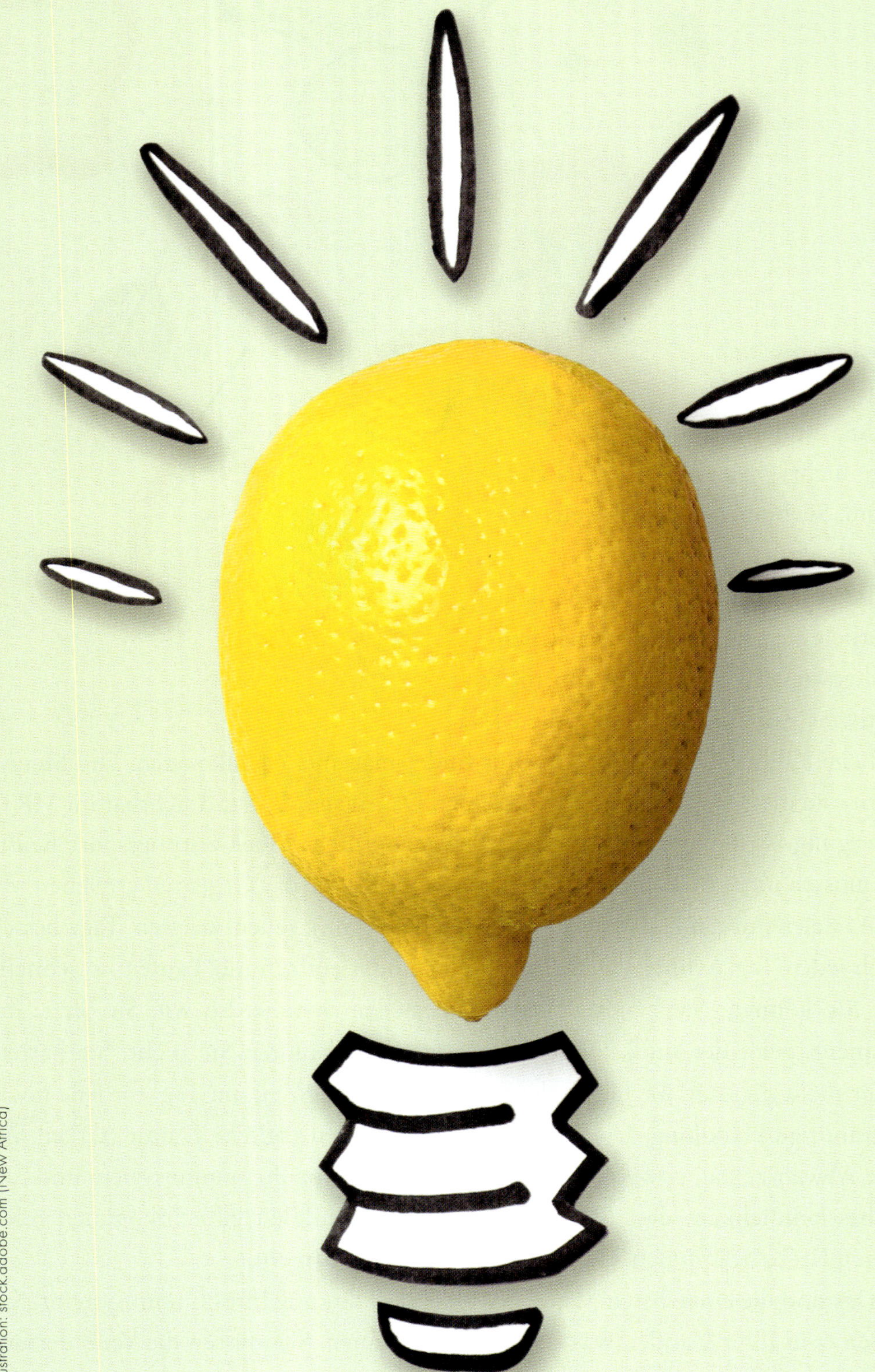

Illustration: stock.adobe.com (New Africa)

QUINTESSENZ

Der Kern dieses Motivationsbuchs

Zum Querlesen, Wiederlesen und Erinnern für andauernde Motivation

Eine der Hauptsäulen der Krebsbewältigung ist meines Erachtens die Stärke der Psyche und des Geistes. Stärken Sie sie. Daran kann man gar nicht oft genug erinnern. Deshalb habe ich die wesentlichen Punkte hier für Sie in der Quintessenz zusammengefasst. Diese wenigen Seiten kann man immer mal wieder zu Hand nehmen, querlesen, sich erinnern. Wenn Sie die Ratschläge und Hinweise beherzigen, die Sie sofort und jederzeit umsetzen können, können Sie Ihre Motivation wachhalten.

Die Stärke der Psyche und des Geistes wirkt sich unmittelbar auf Ihren Körper, Ihre Zellen und Ihre Selbstheilungskräfte aus. Das Fundament der Selbstheilungskräfte entsteht im Kopf: wie die Stärkung des Immunsystems mittels Bewegung und gesunder Ernährung, die Korrektur des Lebensstils. Nicht: „Morgen bewege ich mich", nicht „Morgen höre ich auf, Schweinshaxe zu essen". Heute damit anfangen! Wie gesagt: Es beginnt im Kopf.

Bewegen, bewegen, bewegen

Aktiv werden, statt passiv zu bleiben, das ist das oberste Gebot. Bewegung hat vielfältige gute Effekte. Machen Sie sich klar: „Wenn sich nichts ändert, ändert sich nichts." Sie haben es in der Hand. Sie brauchen nichts weiter zu tun, als aktiver zu werden. Viele Studien belegen, dass mit Bewegung eine wesentlich geringere Dosierung der Chemotherapeutika für den gleichen Erfolg ausreicht. Und mit Sport erholt man sich schneller davon.

Es ist wissenschaftlich nachgewiesen, dass jede sportliche Aktivität die Zahl der NK-Zellen (Natürliche Killerzellen) erhöht. Im Blut findet man bei sportlich Aktiven mehr Leukozyten. Die Metastasen und die Tumormasse werden kleiner. Das ist messbar und sichtbar im MRT. Ausreichend sind 20 bis 30 Minuten Bewegung jeden zweiten Tag, besser noch jeden Tag. Schnelleres Gehen, Walken oder einfach nur Laufen, so schnell Sie können.

Sie benötigen keine speziellen Schuhe. So wie Sie jetzt, im Moment, gekleidet sind, können Sie loslegen. Behaupten Sie nicht, Sie hätten dafür nicht die Zeit. Sie haben doch für jeden Unfug Zeit. Und die 20 bis 30 Minuten täglich? Damit stärken Sie Ihre Abwehrzellen, es werden mehr. Sie stärken damit Ihr Immunsystem und damit die Wahrscheinlichkeit, dass Sie besser mit ihrer Krankheit zurechtkommen oder – wenn Sie nicht schon betroffen sind – keinen Krebs bekommen.

Selbstheilungskräfte aktivieren

Die Aktivierung der Selbstheilungskräfte ist ein wichtiger Aspekt für unsere körperliche und geistige Gesundheit. In jedem von uns steckt das Potential, uns selbst zu heilen. Unser innerer Arzt hilft uns dabei.

Tipps, die dazu beitragen können, Ihre Selbstheilungskräfte zu aktivieren:

1. Gesunde Ernährung:
Eine ausgewogene Ernährung mit viel Obst und Gemüse, Vollkornprodukten, magerem Eiweiß und gesunden Fetten kann dazu beitragen, dass Ihr Körper alle notwendigen Nährstoffe erhält, um sich zu regenerieren und zu heilen.

2. Regelmäßige Bewegung:
Mindestens jeden zweiten Tag 20 bis 30 Minuten, wie Spaziergänge, Joggen oder Krafttraining. Das fördert die Durchblutung, reduziert Stress und stärkt das Immunsystem. Serotonin, Dopamin und Noradrenalin werden freigesetzt, Depressionen und Angststörungen werden gelindert.

3. Stressabbau:
Chronischer Stress kann das Immunsystem schwächen und den Heilungsprozess behindern. Versuchen Sie, Stress abzubauen. Entspannungstechniken wie Yoga, QiGong, Meditation, Progressive Muskelentspannung und Atemübungen können dabei helfen, Stress und Angst zu reduzieren. Unterdrücken Sie Ihre Emotionen nicht,

Vier-Schritte-Übung
1. Anhalten.
2. Atem holen.
3. Beobachten.
4. Weitermachen.

Den Körper und Geist dadurch wieder ins Gleichgewicht bringen.

machen Sie sich diese bewusst und gestehen Sie sich den Stress ein. Damit können wir wieder die Kontrolle über uns erlangen.

4. Lächeln Sie:
Lächeln muntert auf und stärkt Selbstheilungskräfte.

5. Kuscheln Sie:
Eine Umarmung kann die Ausschüttung einer großen Menge des „Kuschelhormons" Oxytocin auslösen, das stärkt.

6. Schlafen Sie:
Ausreichender und erholsamer Schlaf ist wichtig, um die Selbstheilungskräfte zu aktivieren, und mildert Stress erheblich ab. Versuchen Sie, jede Nacht etwa sieben bis acht Stunden zu schlafen. Ausreichender Schlaf senkt die Konzentration von Stresshormonen wie Cortisol im Blut und fördert das Wachstum neuer Nervenzellen.

7. Pflegen Sie die positive Einstellung:
Eine positive Einstellung kann auch dazu beitragen, die Selbstheilungskräfte zu aktivieren. Versuchen Sie, optimistisch und zuversichtlich zu bleiben, auch in schwierigen Zeiten. Seien Sie dankbar, schreiben Sie fünf Dinge auf, für die Sie dankbar sind. Die Dankbarkeit versetzt uns in die Lage, glücklich zu sein.

8. Achtsamkeit im Alltag
zur Verringerung von Stress und Angst.

Die Macht der Gedanken

Die Macht der Gedanken beschreibt die Vorstellung, dass unsere Gedanken und Einstellungen unsere Emotionen und unser Verhalten beeinflussen können. Diese Idee wird von verschiedenen wissenschaftlichen und philosophischen Ansätzen unterstützt.

Eine wichtige Theorie, die die Macht der Gedanken betont, ist die kognitive Verhaltenstherapie (CBT). Diese Therapieform geht davon aus, dass unsere Gedanken, Überzeugungen und Bewertungen unsere Emotionen und unser Verhalten beeinflussen können. CBT hat sich als effektive Behandlungsmethode für verschiedene psychische Störungen und bei Krebserkrankungen erwiesen.

Auch die Neurowissenschaften zeigen, dass unsere Gedanken tatsächlich eine Macht über unser Gehirn und unser Verhalten haben. Neuroplastizität ist das Phänomen, bei dem das Gehirn sich an neue Erfahrungen und Verhaltensweisen anpasst. Durch gezieltes Denken und Üben können neue neuronale Verbindungen entstehen und unser Gehirn verändern.

Die Synapsen, die Verbindungen zwischen Nervenzellen, werden ständig modifiziert und erneuert. Studien haben gezeigt, dass einige Synapsen innerhalb von Minuten oder Stunden entstehen oder verschwinden können. Andere Studien haben gezeigt, dass Synapsen während des gesamten Lebens entstehen und abgebaut werden können.

Das Gehirn ist in der Lage, neue Verbindungen zwischen Nervenzellen zu schaffen und vorhandene zu modifizieren, um sich an neue Erfahrungen und Umweltbedingungen anzupassen. Durch die Kraft der Gedanken können sich Verbindungen lösen und neue entstehen. Allein die Vorstellung wieder gesund zu werden, und den Tumor in

Schach zu halten, führt zu sichtbaren Veränderungen, welche sich im MRT darstellen lassen.

Insgesamt kann die Macht der Gedanken uns helfen, unsere Lebensqualität zu verbessern und unsere psychische Gesundheit zu fördern. Spontanremissionen ereignen sich häufiger als man denkt. Das Immunsystem wird so reaktiviert, dass es Tumorzellen wieder erkennt. Warum, ist unklar. Allein der Gedanke, wieder gesund werden zu wollen, hat sicher einen Einfluss darauf.

Die Chancen sind da und das Immunsystem wird gestärkt und erkennt vielleicht „kranke" Zellen und eliminiert sie.

Selbstmitgefühl

Selbstmitgefühl bezieht sich auf die Fähigkeit, uns selbst mit Freundlichkeit und Wohlwollen zu behandeln, ähnlich wie wir es mit unseren Freunden oder geliebten Menschen tun würden. Es beinhaltet auch die Fähigkeit, uns selbst in schwierigen Zeiten Trost und Unterstützung zu geben.

Selbstmitgefühl ist ein wichtiger Bestandteil der psychischen Gesundheit. Es hilft uns, uns selbst zu akzeptieren, auch wenn wir Fehler machen oder Schwierigkeiten haben. Durch Selbstmitgefühl können wir unsere Emotionen besser regulieren und mit Herausforderungen besser umgehen.

Selbstmitgefühl ist nicht dasselbe wie Selbstmitleid. Selbstmitgefühl beinhaltet nicht, uns selbst als Opfer zu sehen oder uns in unseren Leiden zu suhlen. Stattdessen geht es darum, uns selbst mit einem offenen und verständnisvollen Geist zu betrachten und uns selbst das zu geben, was wir in schwierigen Zeiten brauchen.

Einige Techniken zur Förderung von Selbstmitgefühl sind zum Beispiel:

Achtsamkeit: Wir können lernen, uns bewusst und mitfühlend zu beobachten, ohne uns selbst zu verurteilen oder zu kritisieren.

Selbstfreundlichkeit: Wir können uns selbst freundliche und unterstützende Botschaften geben, wenn wir uns schwierigen Situationen gegenübersehen.

Gemeinschaft: Wir können uns mit anderen Menschen verbinden, die ähnliche Erfahrungen gemacht haben, um uns zu unterstützen und zu ermutigen.

Nutzen Sie den Placeboeffekt

Es ist die Macht der Erwartung, die hinter dem Placeboeffekt steckt und einen biochemischen Prozess in Gang setzt und wirkt. Was wirkt, ist die Erwartung. Egal, ob es ein Medikament oder das Gespräch mit dem Arzt ist. Die Verabreichung einer Pille ohne Wirkstoff setzt beim Placeboeffekt die gleichen Mechanismen in Gang wie eine echte chemische Therapie. Im Gehirn werden die gleichen Botenstoffe produziert. Bei einem Placeboeffekt, bei dem eine positive Erwartungshaltung aktiviert wird, können verschiedene neurobiologische Mechanismen beteiligt sein, die zu einer Ausschüttung verschiedener körpereigener Stoffe führen. Einige der wichtigsten Stoffe sind:

1. **Endorphine:** natürliche Schmerzmittel, die vom Gehirn produziert werden und bei Schmerzen und Stress ausgeschüttet werden.
   Ein Placeboeffekt kann dazu führen, dass das Gehirn mehr Endorphine ausschüttet, um Schmerzen oder Unwohlsein zu lindern.

2. **Dopamin:** ein Neurotransmitter, der mit Belohnung, Freude und Motivation in Verbindung gebracht wird. Eine positive Erwartungshaltung kann dazu führen, dass das Gehirn mehr Dopamin ausschüttet, was zu einem Gefühl der Freude und Motivation führen kann.
3. **Oxytocin:** ein Hormon, das mit sozialer Bindung und Vertrauen in Verbindung gebracht wird. Eine positive Erwartungshaltung kann dazu führen, dass das Gehirn mehr Oxytocin ausschüttet, was zu einem Gefühl von Verbundenheit und Vertrauen führen kann.
4. **Serotonin:** ein Neurotransmitter, der mit Stimmung, Schlaf und Appetit in Verbindung gebracht wird. Eine positive Erwartungshaltung kann dazu führen, dass das Gehirn mehr Serotonin ausschüttet, was zu einem Gefühl der Entspannung und Zufriedenheit führen kann.

Diese Stoffe können verschiedene körperliche Prozesse beeinflussen, einschließlich der Schmerzwahrnehmung, der Stimmung, des Immunsystems und anderer Funktionen. Der Placeboeffekt kann daher eine starke Wirkung auf den Körper haben und Symptome lindern, auch wenn keine aktive Behandlung durchgeführt wird.

Der Placeboeffekt ist ein Phänomen, bei dem eine positive Veränderung in der Gesundheit eines Patienten auftritt, obwohl er ein Scheinmedikament oder eine Placebo-Behandlung erhält.

In Bezug auf Krebserkrankungen gibt es Studien, die zeigen, dass der Placeboeffekt bei bestimmten Krebsarten positive Auswirkungen haben kann. Zum Beispiel kann der Placeboeffekt dazu beitragen, die Schmerzen, die mit Krebs verbunden sind, zu lindern oder die Nebenwirkungen von Krebsbehandlungen wie Chemotherapie oder Strahlentherapie zu reduzieren. Es gibt auch Studien, die darauf hindeuten, dass der Placeboeffekt die Stimmung, das allgemeine Wohlbefinden und die Lebensqualität von Krebspatienten verbessern kann.

Es ist jedoch wichtig zu beachten, dass der Placeboeffekt kein Ersatz für eine angemessene medizinische Behandlung ist und nicht als solche eingesetzt werden sollte. Aber er kann ergänzend wirken.

Wie kann man als Patient den Placeboeffekt vergrößern?

Es gibt einige Dinge, die ein Patient tun kann, um den Placeboeffekt bei einer Krebserkrankung zu maximieren:

1. **Eine positive Einstellung** und die Überzeugung, dass die Behandlung wirksam sein wird, können den Placeboeffekt verstärken. Ein Patient kann seine positive Einstellung durch Entspannungsübungen, Meditation, Visualisierung oder andere Techniken fördern.

2. **Wenn ein Patient erwartet, dass die Behandlung wirksam sein wird,** kann dies den Placeboeffekt verstärken. Ein Patient kann seine Erwartungen durch die Suche nach Informationen über die Behandlung, die er erhält, und die Erfolgsaussichten der Behandlung erhöhen.

3. **Glaube versetzt Berge.** Allein die Vorstellung, dass die Therapien wirken, unterstützt den Heilungsverlauf.

4. **Soziale Unterstützung** von Familie und Freunden kann den Placeboeffekt verstärken. Ein Patient kann seine soziale Unterstützung durch die Teilnahme an Selbsthilfegruppen oder die Suche nach anderen Arten von Unterstützung erhöhen.

5. **Eine gesunde Lebensweise** mit einer ausgewogenen Ernährung, regelmäßiger Bewegung und ausreichend Schlaf kann den Placeboeffekt verstärken, da sie das allgemeine Wohlbefinden und die körperliche Gesundheit verbessert.

6. Die Situation, dass der Patient seinem Arzt vertraut und das Gefühl hat, dass der Arzt sich um ihn kümmert, kann den Placeboeffekt verstärken.

Und noch mal: Der Placeboeffekt ist kein Ersatz für eine angemessene medizinische Behandlung und kann eine solche auch nicht ersetzen. Der Placeboeffekt kann unterstützen. Eine Krebserkrankung erfordert in der Regel eine umfassende medizinische Behandlung, die von einem qualifizierten Arzt oder einer qualifizierten medizinischen Einrichtung durchgeführt wird.

Messbare Auswirkungen des Placeboeffekts

Es ist bekannt, dass der Placeboeffekt eine komplexe Wirkung auf verschiedene biologische Prozesse im Körper haben kann, einschließlich des Immunsystems und des Hormonsystems. Insgesamt legen Studien nahe, dass der Placeboeffekt tatsächlich messbare und sichtbare (MRT) Auswirkungen auf die Strukturen und Funktionen des Gehirns haben kann. Es gibt einige Hinweise darauf, dass der Placeboeffekt Auswirkungen auf das Blutsystem haben kann. Eine Studie fand heraus, dass ein Placebo-Medikament die Aktivität von Monozyten, einer Art weißer Blutkörperchen, veränderte und eine signifikante Erhöhung der Anzahl von T-Lymphozyten im Blut bewirken konnte. T-Lymphozyten sind ebenfalls eine Art von weißen Blutkörperchen, die eine wichtige Rolle im Immunsystem spielen.

Positiv denken bei Krebserkrankung?

Eine Krebserkrankung ist zweifellos eine schwierige Herausforderung. Positives Denken kann eine wertvolle Ressource sein, um mit der Diagnose umzugehen und den Heilungsprozess zu unterstützen. Hier sind einige Schritte, die Ihnen helfen können, positiv zu denken:

1. **Akzeptieren Sie Ihre Gefühle:** Es ist normal, sich bei einer Krebsdiagnose besorgt, ängstlich oder traurig zu fühlen. Sie müssen nicht versuchen, diese Gefühle zu verdrängen oder zu ignorieren. Stattdessen ist es wichtig, sie anzunehmen und zu akzeptieren, damit Sie lernen können, damit umzugehen.

2. **Konzentrieren Sie sich auf das Positive:** Obwohl es schwierig sein kann, konzentrieren Sie sich auf die positiven Aspekte Ihres Lebens, wie Ihre Unterstützungssysteme, Ihre Erfolge und Ihre Zukunftspläne. Versuchen Sie, diese positiven Aspekte in den Vordergrund zu stellen, um Ihre Stimmung zu heben.

3. **Pflegen Sie Ihre Beziehungen:** Eine Krebsdiagnose kann auch eine Chance sein, enge Beziehungen zu pflegen und sich auf die Menschen zu konzentrieren, die Ihnen wichtig sind. Sprechen Sie mit Ihren Freunden und Ihrer Familie darüber, wie Sie sich fühlen und wie sie Ihnen helfen können.

4. **Verfolgen Sie aktiv Ihre Genesung:** Sie können auch positiv denken, indem Sie sich auf Ihre Genesung konzentrieren und sich aktiv an Ihrer Behandlung beteiligen. Informieren Sie sich über die Möglichkeiten und Fortschritte der Behandlung und bleiben Sie motiviert, um Ihre Genesung zu fördern.

5. Verändern Sie Ihre Perspektive:
Betrachten Sie Ihre Krebsdiagnose als eine Chance, Ihr Leben neu zu bewerten und neue Prioritäten zu setzen. Nutzen Sie diese Gelegenheit, um das Leben bewusster und erfüllender zu gestalten. Bewerten Sie Situationen neu und betrachten Sie die Dinge im neuen Licht.

Es gibt ein wunderbares Sprichwort dazu, Herausforderungen im positiven Licht zu betrachten:

Gibt Dir das Leben Zitronen, mach Limonade daraus.

Illustration: stock.adobe.com (elyaka)

Es ist wichtig zu beachten, dass positives Denken allein keine Krebserkrankung heilen kann. Es kann jedoch dazu beitragen, dass Sie sich besser fühlen, Ihren Heilungsprozess unterstützen, und es kann Ihnen helfen, eine positive Einstellung zur Zukunft zu entwickeln. Auf jeden Fall stärkt es Ihr Immunsystem.

Bewusst denken

Streichen Sie alle negativen Wörter aus Ihrem Wortschatz. Negative Wörter sind Wörter, die eine negative Bedeutung oder Konnotation haben und in der Regel negative Emotionen oder Eindrücke auslösen. Negative Gedanken können den Krankheitsverlauf verschlimmern, indem sie den Stress erhöhen, das Immunsystem schwächen und die allgemeine Stimmung und das Wohlbefinden beeinträchtigen. Sie rauben Ihnen Energie. Stress, der durch negative Gedanken und Emotionen wie Angst, Wut oder Depression verursacht wird, kann das Immunsystem beeinträchtigen, indem er Entzündungen im Körper befördert und die Abwehrkräfte des Körpers gegen Infektionen und Krankheiten schwächt. Eine geschwächte Immunantwort kann den Krankheitsverlauf verschlimmern und die Heilung verzögern.

Negative Gedanken können auch zu einer Abwärtsspirale führen, bei der sich die Stimmung und das Wohlbefinden verschlechtern. Dies kann den Krankheitsverlauf verschlechtern. Es ist wichtig, eine positive Einstellung und einen gesunden Lebensstil zu fördern, um den Heilungsprozess zu unterstützen und die bestmöglichen Ergebnisse zu erzielen.

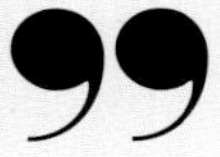

Ihr könnt es nicht verhindern, dass die Vögel der Sorgen über euren Köpfen fliegen, aber ihr könnt dafür sorgen, dass sie keine Nester darauf bauen.

Martin Luther

Psychoneuroimmunologie und Positiv-/Negativfaktoren

- **Optimismus** > Überzeugung, dass die Dinge gut ausgehen
- **Attributionsstil** > Wie Dinge erklärt werden, Pessimisten/Optimisten
- **Selbstwert** > Einschätzung des eigenen Wertes, HRV↓, Immunsystem↑
- **Selbstwirksamkeit** > Glaube an die eigenen Fähigkeiten, Immun↑
- **Posttraumatisches Wachstum** > Trauma Positives abgewinnen
- **Positiver/Negativer Affekt** > Begeisterung, Sinnsuche/Angst, Sorge
- **Soziale Beziehung** > Familie, Freunde, Geselligkeit etc.
- **Achtsamkeit** > Entspannung, Meditation, Glückstagebuch etc.

**Sie müssen nicht alles auf einmal ändern.
Eins nach dem anderen!**

Optimismus

Überzeugung, dass Dinge gut ausgehen: Die Zahl an natürlichen Killerzellen (NK-Zellen) und CD3+ und CD8+, T-Zellen (alles wichtige Abwehrzellen) erhöht sich damit. Das sind die Zellen, die „Krebszellen" erkennen und beseitigen können. Optimistische Menschen haben mehr Abwehrzellen, mehr Killerzellen. Der Optimist empfindet Schmerzen als weniger schlimm. Die Psyche kann man mit Psychotherapie positiv beeinflussen und verändern, den Optimismus stärken. Der feste Glaube an das Vorhersehbare, an die Fähigkeit, etwas ausrichten zu können gegen die

Wichtig für Euch: Optimismus lässt sich lernen!

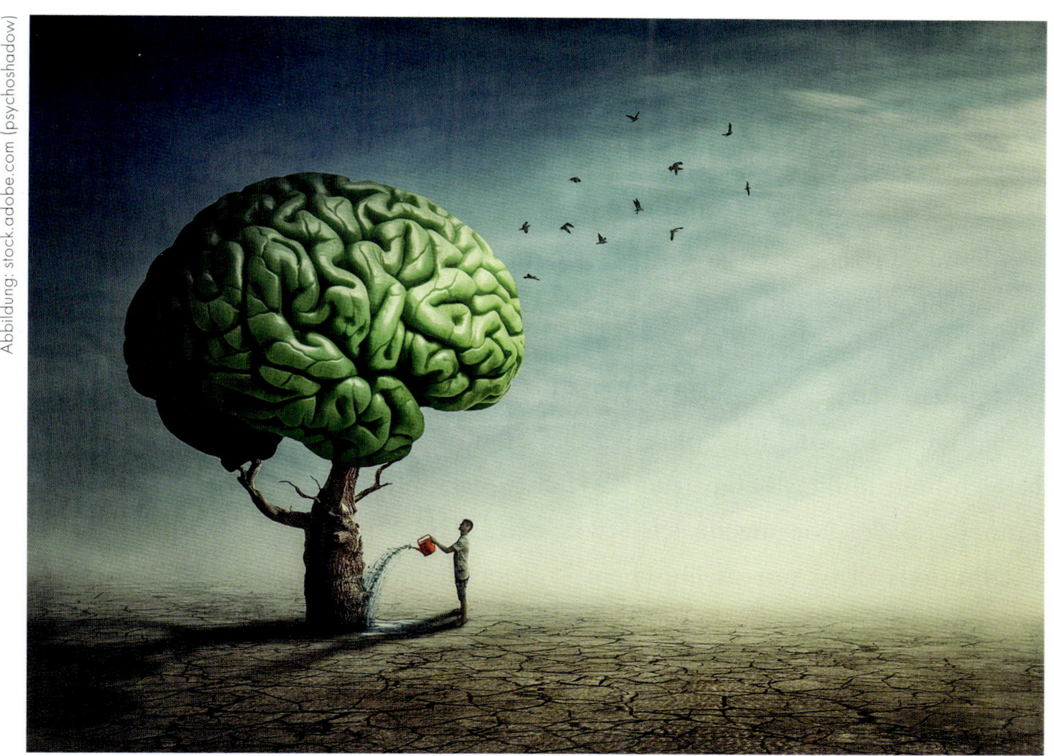

Optimismus lässt sich lernen!

Krankheit, ist therapeutisch stärkbar. Optimisten rechnen damit zu gewinnen. Sie gehen die an sie gestellten Aufgaben an und engagieren sich eher, um ein positives Resultat zu erreichen. Pessimisten rechnen damit zu verlieren. Wenn man überzeugt ist, etwas nicht erreichen zu können, dann ist es unerreichbar für einen. Pessimismus erstickt jeden Erfolg im Keim. Unsere Erwartungen wirken sich nicht nur auf andere Menschen aus, sondern auch auf uns selbst. Negative Faktoren wie Angst, Depression und negative Affektlage beeinträchtigen die psychische Gesundheit. Sie haben Auswirkung auf die allgemeine Krankheitsanfälligkeit, den Krankheitsverlauf, und sie schwächen das Immunsystem.

Fazit: Psychotherapeutische Interventionen reduzieren Stress und wirken optimismusfördernd.

Attributionsstil

Der Attributionsstil ist die Art und Weise, wie die Ursachen der Ereignisse erklärt werden. Es ist die individuelle Interpretation vorangegangener Erfahrung, wie sich Menschen Ereignisse erklären. Der optimistische Erklärungsstil schreibt negativen Ereignissen instabile, spezifische und externe Ursachen zu. Schlechte Ereignisse werden daher als temporär und in ihrem Gültigkeitsbereich begrenzt angesehen und nicht auf persönliches, grundsätzliches Versagen zurückgeführt. Zum Beispiel: „Mein Chef hat das heute falsch verstanden." Im Gegensatz dazu geht ein pessimistischer Erklärungsstil von stabilen, allgemeingültigen und internen Ursachen aus; negative Ereignisse werden als überdauernd, in ihrem Gültigkeitsbereich breit und als Folge grundsätzlichen persönlichen Versagens interpretiert. Zum Beispiel: „Nie mache ich etwas richtig." Der positive oder optimistische Attributionsstil ist mit psychischem Wohlbefinden assoziiert, der negative oder pessimistische häufig mit Depression.

Selbstwert

Selbstwert, das bezeichnet die Einschätzung des eigenen Wertes – dass man weiß, dass man es wert ist. Das ist meist ein stabiles Persönlichkeitsmerkmal. Es ist das Vertrauen in die eigenen Fähigkeiten und die Überzeugung, den eigenen Wert betreffend.

Wo finden Sie ein gutes Selbstwertgefühl häufig? Bei Sportlern. Derjenige Sportler, der überzeugt davon ist, der Beste zu sein, kann auch gewinnen. Dazu benötigt er ein gutes Selbstwertgefühl. Forschungen bestätigen, dass Selbstachtung vor verschiedenen psychischen Belastungen wie Angststörungen und Depressionen schützt. Menschen mit einem guten Selbstwertgefühl sind Wohlbefinden und adaptive Copingstrategien (Bewältigungsstrategien) gegeben – und eine geringere Herzratenvariabilität (HRV) bei mentaler Stressbelastung. Verknüpft mit einer guten Immunaktivität.

Dagegen ist der geringe Selbstwert meist verknüpft mit schlechteren körperlichen Gesundheitszuständen. Die Stressreaktionen sind beträchtlich. Die adrenokortikale Reaktion versagt, sich an wiederholten psychischen Stress zu gewöhnen. Eine vermehrte Ausschüttung von Stresshormonen der Hypothalamus-

Hypophysen-Nebennieren-Achse (HPA-Achse) ist die Folge. Die Immunaktivität wird vermindert. Damit wird das Risiko erhöht zu erkranken. Der Selbstwert einer Person lässt sich somit wirklich verbessern, was bedeutet, dass Interventionen, die den Selbstwert erfolgreich steigern, Individuen dabei helfen können, sich besser an psychische und körperliche Probleme anzupassen und so das Wohlbefinden zu steigern. *(aus Schubert, Psychoneuroimmunologie und Psychotherapie, 2011)*

Selbstwirksamkeit

Selbstwirksamkeit bezeichnet den Glauben an sich selbst, die Überzeugung, dass man Dinge verändern kann. Selbstwirksamkeit ist ebenfalls messbar und mit guten Immunaktivitäten verbunden. Auch dieser Glaube kann gestärkt werden – psychotherapeutisch und unter Umständen auch mit Hilfe von Hypnose. Der Hypnosetherapeut kann eine Autosuggestionsdatei erstellen. Dafür werden vorher im Gespräch – persönlich oder telefonisch – Problemfelder besprochen. Auf Basis des Gespräches erstellt der Therapeut individuell eine Autosuggestionsdatei, die er einspricht und dem Patienten als Audiodatei zum regelmäßigen Anhören zur Verfügung stellt. (Kontakte zu diesen Therapeuten, über uns oder unsere Website.) Glauben Sie an Ihre eigenen Fähigkeiten zur Planung, Organisation und Durchführung spezifischer Aufgaben, um Ihre Ziele zu erreichen und eine Wirkung zu erzielen. Die Selbstwirksamkeit ist von Bedeutung für die Gesundheitsfaktoren und hohe Immunaktivität. Mit Hilfe psychotherapeutischer Intervention kann die Selbstwirksamkeit verbessert werden.

Posttraumatisches Wachstum

Die Begrifflichkeiten „Posttraumatisches Wachstum“ oder auch „Benefit Finding“ bezeichnen die Gegebenheit, einem traumatischen Ergebnis etwas Positives abzugewinnen und daran zu wachsen. Das posttraumatische Wachstum und die Cortisol-Aktivität korrelieren negativ, damit ist eine erhöhte Widerstandskraft gegenüber Stressoren gegeben. Sind die Stressoren niedrig, bewirkt das eine bessere Anpassung an Lebensbelastungen, eine Verbesserung der Copingstrategien und damit einen positiven Krankheitsverlauf. Posttraumatisches Wachstum wirkt sich auf die Immunaktivität positiv aus. Die intensive emotionale Auseinandersetzung mit der Erkrankung fördert das Gefühl, dieser Erfahrung etwas Positives abzugewinnen. Optimistischere Menschen haben ein höheres Maß an post-traumatischem Wachstum. Bei pessimistischen Menschen dagegen besteht ein negativer Zusammenhang zwischen posttraumatischem Wachstum und der Immunaktivität (niedrigere Immunabwehr).

Positiver Affekt

Positive Gefühle gehen mit einer besseren Immunantwort einher: Begeisterung, Glück und Enthusiasmus, Gefühle der Dankbarkeit und Fröhlichkeit, des Interesses und der Begeisterung, des Aktivseins und des Stolzes. Ebenso das hedonistische Wohlbefinden mit Lebenszufriedenheit, Freude, Vergnügen, Lust, Genuss und sinnlicher Begierde. Das psychische Wohlbefinden betrifft auch das eudaimonische Wohlbefinden, das heißt die Frage menschlichen Potenzials und der Lebensführung. Eudaimonisch ist Vitalität und Zufriedenheit mit der jetzigen Lebenssituation, die Fähigkeit, den Sinn des Lebens zu sehen, persönliches Wachstum, zudem Autonomie und Kontrolle der Umwelt sowie Selbstakzeptanz und positive Beziehungen zu anderen.

Der positive Affekt beschleunigt die Genesung und verringert das Risiko für Gebrechlichkeit. Eine geringere Cortisol-Konzentration geht einher mit einer Verminderung der stressbedingten Entzündungsreaktion (Schutz vor Entzündungskrankheiten) und einer erhöhten Resistenz gegenüber Rhinoviren (Erkältungen, Grippe). Wer sich einen lustigen Film anschaut, erhöht die Zahl der NK-Zellen (natürliche Killerzellaktivität), der T-Zellen, zytotoxischen T-Zellen, B-Zellen, T-Helferzellen, Leukozyten und Lymphozyten. Damit verbessert sich die Abwehr gegen alle Erreger und sicher auch gegen Krebszellen. Jeder Virusinfekt birgt das Risiko einer Krebserkrankung in sich. Gleichzeitig ist damit ein Rückgang an TNF (Tumornekrosefaktoren, Auslöser von Entzündungen) verbunden. Dazu kommt der erhöhte Wert von Interleukin-2 und Interleukin-3 sowie eine höhere Ausschüttung von sekretorischem Immunglobulin A (IgA), einem wichtigen Bestandteil der Schleimhautimmunität (zum Beispiel zum Schutz vor Erkältungskrankheiten).

„Trotz teilweise widersprüchlichen Befunden spricht die Mehrzahl der Untersuchungsergebnisse dafür, dass sich positiver Affekt sehr wohl auf die Immunaktivität auswirkt."

„Diese Befunde stützen die These, dass es mit Hilfe von Psychotherapie und CBT (cognitive behavioral therapy – kognitive Verhaltenstherapie) zu einer Steigerung des positiven Affekts kommen kann."

(Zitat aus Schubert, Psychoneuroimmunologie und Psychotherapie, 2011)

Negativer Affekt

Negativer Affekt ist mit Depression, Angst, Sorge, Ärger und Schuldgefühlen verbunden und somit mit einem geringeren Maß an psychischem Wohlbefinden. Die Folge sind: Immunfehlregulationen und Krankheit. Hoffnungslosigkeit und Unterdrückung von Gefühlen wirken sich prognostisch ungünstig auf den Verlauf einer Krebserkrankung aus. Eine Metaanalyse von 165 prospektiven Studien konnte zudem nachweisen, dass folgende Faktoren die Gefahr, an Krebs zu erkranken, erhöhen und die Überlebenswahrscheinlichkeit bei Krebs verringern (Chida et al. 2008b):

- belastende Lebensereignisse
- eine zu psychischer Belastung neigende Persönlichkeit
- ungünstiges Copingverhalten
- negative emotionale Reaktionen
- schlechte Lebensqualität

(aus Schubert, Psychoneuroimmunologie und Psychotherapie)

Soziale Beziehungen

Soziale Beziehungen sind tatsächliche oder wahrgenommene Interaktionen mit anderen. Was hat es mit den sozialen Beziehungen auf sich? Warum sind diese auch so wichtig? Die Interaktion mit anderen, mit Freunden, mit der Familie?

Der extrovertierte Mensch ist kontaktfreudig, gesellig und lebensbejahend. Die meisten Extrovertierten nutzen ihr gesamtes Umfeld zur Bewältigung ihrer Krankheit, profitieren von der Unterstützung. Bei einer Erkrankung, besonders

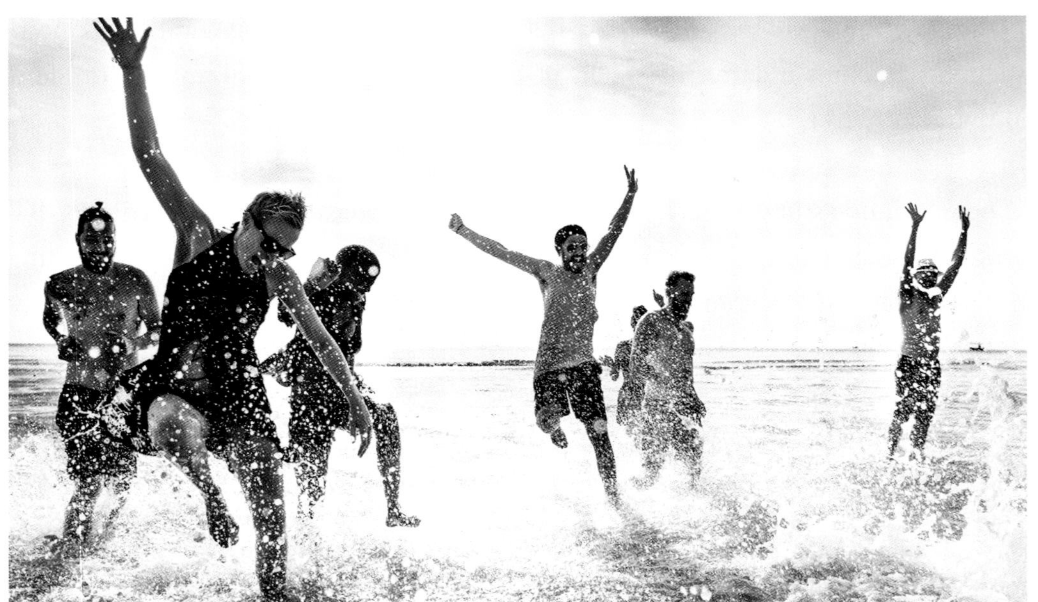

Foto: freepik (rawpixel.com)

bei Krebs, stellt sich schnell heraus, wer und wo die wahren Freunde sind. Spätestens wenn man erkrankt und gesundheitliche Probleme hat, wird es Zeit, sich von den falschen zu trennen. Im Krankheitsfall merkt man, wo sie sind.

Die Spreu vom Weizen trennt sich meist ganz schnell. Die wahren Freunde sind nicht immer diejenigen, mit denen man viel Zeit verbringt. Trennen Sie sich von den Menschen, die Ihnen nicht guttun. Auch wenn Ihnen der Partner nicht guttut, dann ist es besser auseinanderzugehen. Wenn ein Mensch an Ihrer Seite Ihnen schadet, bedeutet das auch, dass Sie weniger Abwehrzellen haben werden. Nützt er Ihnen, unterstützt er Sie, dann ist es gut. Die wahren Freunde sind die, die dann da sind, wenn Sie sie brauchen. Menschen, mit denen Sie ein oder zwei Mal im Jahr Kontakt hatten, sind unversehens da. Nicht die Frequenz, die Häufigkeit eines Kontaktes mit einem Menschen, macht einen echten Freund aus, sondern dass er dann da ist, wenn man ihn braucht. Auch ich habe mich von einem Teil meiner „Freunde" getrennt. Ich sehe sie zwar ab und zu noch, sage „Guten Tag", aber sie zählen nicht mehr zu meinem Freundeskreis.

Warum kommt es oft zu einem Bruch in den sozialen Beziehungen und zur damit einhergehenden Kommunikationsveränderung? In der Bevölkerung ist der

Irrglaube immer noch weit verbreitet, dass bei einer Krebserkrankung etwas mit der Lebensführung nicht gestimmt hat. Man geht dem Bösen dadurch aus dem Weg, indem man die Betroffenen meidet. Eine Krebserkrankung wird wie eine Seuche, ein Aussatz empfunden. Kann in den Augen vieler eine Strafe, Ergebnis von Schuld oder Sühne sein. Es berichten viele Betroffene, dass Sie auf für sie unerklärliche Weise plötzlich gemieden werden. Nehmen Sie deshalb die Unterstützung von den Menschen mit, die zu Ihnen stehen, und zeigen Sie Verständnis für die anderen, auch wenn es schwerfällt. Achten Sie darauf, nicht zu vereinsamen, gehen Sie auf die Menschen zu.

Das Positive: Diese Einstellungen verändern sich zusehends. Die Einstellung zum Thema Krebs in der Öffentlichkeit wird durch Medien und Berichte von Prominenten und deren Umgang damit immer besser. Diese Veränderungen sind für viele Betroffene schon spürbar geworden. Soziale Unterstützung durch Familie, Freunde und Kollegen hilft bei der Bewältigung der Krankheit und dem Umgang damit. Extraversion ist die Fähigkeit, kontaktfreudig, gesellig und bejahend zu sein. Extrovertierte Menschen nutzen soziale Unterstützung als Copingstrategie.

„Soziale Unterstützung, Extraversion und Bindungssicherheit stehen alle mit psychischem Wohlbefinden in Verbindung."

(Zitat aus Myers 1993; Atkinson und Zucker 1997; Hogan et al. 2002)

„Soziale Unterstützung durch Familie und Freunde korreliert positiv mit der Anzahl an NK-Zellen und T-Helferzellen."

(Zitat aus Schubert, Psychoneuroimmunologie und Psychotherapie, 2011)

Achtsamkeit und Entspannungstechniken

Historisch ist Achtsamkeit (engl. mindfulness) vor allem in der buddhistischen Lehre und Meditationspraxis zu finden. Im westlichen Kulturkreis ist der Begriff der Achtsamkeit vor allem im Zusammenhang mit psychotherapeutischen Verfahren, Meditation und Entspannungstechniken zu finden. Achtsamkeit bezeichnet das Bewusstwerden darüber, was einem im Hier und Jetzt passiert. Es geht darum, gelassen und ohne Emotionen die Umwelt zu betrachten, achtsam zu sein bezüglich seines Körper, ohne hypochondrisch zu werden. Achtsamkeit heißt: Gefühle, Empfindungen spüren zu können und zu bewerten, achtsam in Bezug auf die Gefühle und Empfindungen zu sein, auf den Geist, auf das, was im Kopf passiert. Es geht darum, sehr gut in die Wahrnehmung zu kommen – innen wie außen.

Es geht bei Achtsamkeit darum, das wahrzunehmen, was um Sie herum ist, ohne die Empfindungen dazu verändern zu wollen. Auch Anspannungen im Körper, Aufgeregtheit oder Unruhe. Das beste Achtsamkeitstraining ist Meditation. Menschen, die regelmäßig meditieren, wurden im Kernspintomographen untersucht. Es zeigten sich Veränderungen im Zwischenhirn. Die Zellen im limbischen System (im Mittelhirn) hatten sich vermehrt. Das heißt, es verändert sich etwas zum Positiven. Durch Meditation steigt die Zahl der verknüpften Zellen im Zwischenhirn an. Meditation ist eine Art Training für den Geist, das im Laufe der Zeit bestimmte Hirnregionen positiv beeinflusst und sogar die Hirnalterung verlangsamt. Eine ähnliche Wirkung wie Meditation haben Yoga, Progressive Muskelentspannung (PMR) und Autogenes Training. Regelmäßiges Üben dieser Techniken verbessert die positiven Effekte.

Ein einfaches Spiel zum Thema Achtsamkeit: Nehmen Sie Ihre Partnerin, Ihren Partner an die Hand. Er oder sie soll nun nur nach oben schauen, während Sie eine Straße entlanggehen, die Sie beide schon tausend Mal gegangen sind. Passen Sie auf, dass Ihr Partner nicht stolpert. Ich garantiere Ihnen: Derjenige, der nur in die Luft schaut, wird schon an der dritten Ecke nicht mehr wissen, wo er sich befindet – obwohl er die Augen geöffnet hat und über sich alles sehen kann. Aber könnten Sie beschreiben, was sich alles oberhalb Ihres normalen Gesichtsfeldes befindet? Ich denke, meistens nicht. In dem Ort, in dem ich aufgewachsen bin, gibt es ein Haus mit der Figur eines Bergmanns auf dem Dach – es handelt sich um eine Kohlenhandlung. Ich habe dort Menschen, die schon lange dort wohnen, nach dem Bergmann gefragt. Viele reagierten verdutzt, wo denn da ein Bergmann sei, und waren ganz erstaunt, ihn auf dem Dach zu entdecken.

Warum erzähle ich das? Um Sie zu ermutigen. Betrachten Sie Dinge des täglichen Lebens mal anders. Einfach mal das wahrnehmen, was gerade im Hier und Jetzt da ist, um Sie herum. Spüren Sie nach, wie der Kontakt Ihres Rückens zur Stuhllehne ist. Wie fühlt sich das an? Spüren Sie auf Ihrem Unterarm den Stoff Ihrer Kleidung. Wie fühlt sich das an? Das ist Achtsamkeit! Wenn Sie das vertiefen möchten: In einem Meditationskurs oder Achtsamkeitskurs können Sie dazu noch viel mehr in Erfahrung bringen.

In Ihrem limbischen System passiert in Achtsamkeit sehr viel. Sie fühlen sich wohler. Dazu brauchen Sie keine Pille, keine Drogen, keinen Arzt. Sie brauchen nichts weiter als sich. Das reicht aus. Fangen Sie einfach mal irgendwo an. Dann haben Sie eine gute Chance, vielleicht gesund zu bleiben und nicht krank zu werden oder mit der Krebserkrankung besser zurechtzukommen, und erhöhen damit Ihre Chancen auf eine Heilung.

Wer regelmäßig seine Aufmerksamkeit auf das Hier und Jetzt bündelt, verändert langfristig die Architektur des Gehirns. Die Hirnareale für Aufmerksamkeit und Sinneswahrnehmung weisen mit der Zeit deutlich mehr Verschaltungen auf. Alle Verschaltungen im limbischen System (Hippocampus, Fornix, Corpus mamillare, Gyrus Cinguli, Amygdala (Mandelkern), Thalamus, Gyrus parahippocampalis, Septum pallucidum) werden mehr, sichtbare Vergrößerungen der Strukturen finden sich im MRT. Viele Studien belegen den positiven Einfluss für die Stressbewältigung und auf die Immunaktivität. Meditation ist ein effektives Gehirntraining und steigert Ihre Resistenz gegenüber Krankheiten.

Psychoneuroimmunologie und Positiv-/Negativfaktoren

- Beschleunigung der Genesung
- Immunsystem wird gestärkt – NK-Zellen!
- Psychisches Wohlbefinden steigert sich
- Lebenszufriedenheit
- Stressresistenz steigt an
- Lachen erhöht Zahl und Aktivität der NK-Zellen

Alles, was Sie gelesen haben zu den positiven Faktoren, hilft Ihnen, schneller gesund zu werden. Es stärkt Ihr Immunsystem, Sie haben mehr Abwehrzellen. Sie fühlen sich wohler in Ihrer Haut. Ihre Lebenszufriedenheit steigt an. Sie werden resistenter gegen Stressfaktoren. Die Kontaktfreudigkeit im Umgang mit anderen Menschen verbessert sich. Zu guter Letzt lachen Sie mehr. Lachen stärkt Ihr Immunsystem. Schauen Sie sich häufiger lustige Filme an. Mit jedem Lacher vermehren Sie Ihre immunkompetenten Zellen messbar. Sie müssen nicht alles auf einmal verändern, aber fangen Sie irgendwo an, eins nach dem anderen.

Optimismus ist gesund

- Optimismus wirkt nicht nur auf die psychische, sondern auch auf die körperliche Gesundheit.
- Er wirkt direkt (Immunsystem) und indirekt (vermittelt über adaptives Verhalten).
- Es gibt Belege aus sehr unterschiedlichen Stichproben und auf der Basis unterschiedlicher theoretischer Konzepte.
- Die Studien beruhen zum Teil auf prospektiven und objektiven Daten.
- Handlungsempfehlung: Kontaktfreudig sein
- Entspannungstechnik lernen

Fazit

Der Optimist ist gesund. Nicht nur auf die Psyche, auch auf die körperliche Gesundheit wirkt sich Optimismus aus. Das Immunsystem wird positiv beeinflusst und gestärkt. Optimisten haben ein verringertes Risiko für Herz-Kreislauf-Erkrankungen, Angina Pectoris und Schlaganfall. Viele Studien bestätigen: Wer optimistisch ist, ist deutlich gesünder. Optimismus können Sie lernen. Nehmen Sie die Hilfen von Therapeuten in Anspruch.

Spontanremissionen

Sind Spontanremissionen reale Phänomene? Ja, es gibt immer wieder Spontanremissionen bei Krebskranken. Ein Tumor schrumpft oder verschwindet, und man weiß nicht warum. Auch Schulmediziner können es sich oft nicht erklären. Aber es ist Realität, häufiger als man denkt. Und was müssen Sie dafür tun? Sie müssen lernen, positiver zu denken, dann haben Sie eine Chance. Viele Kleinigkeiten im Leben können Sie verändern, so dass Sie Chancen haben.

> *Wer mit der Hoffnung auf den Hauptgewinn Lotto spielt, hat eigentlich keinen vernünftigen Grund, bei einer Krebserkrankung nicht an die Möglichkeit einer Spontanremission zu glauben.*
>
> *Prof. Wannenmacher, Uni Heidelberg*

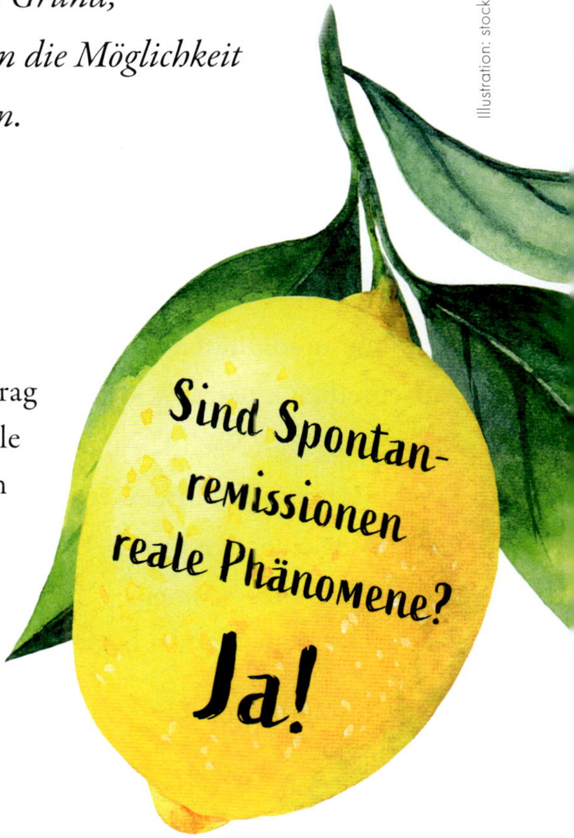

Illustration: stock.adobe.com (elyaka)

Ein bekannter Onkologe hat in einem Vortrag gesagt: „Wer von Ihnen spielt Lotto? Alle wollen sechs Richtige haben, alle wollen Millionäre werden. Die Wahrscheinlichkeit einer Spontanremission ist wesentlich höher, als sechs Richtige im Lotto zu haben." Es gibt also keinen Grund, nicht an Spontanremission zu glauben.

Sind Spontanremissionen reale Phänomene? Ja!

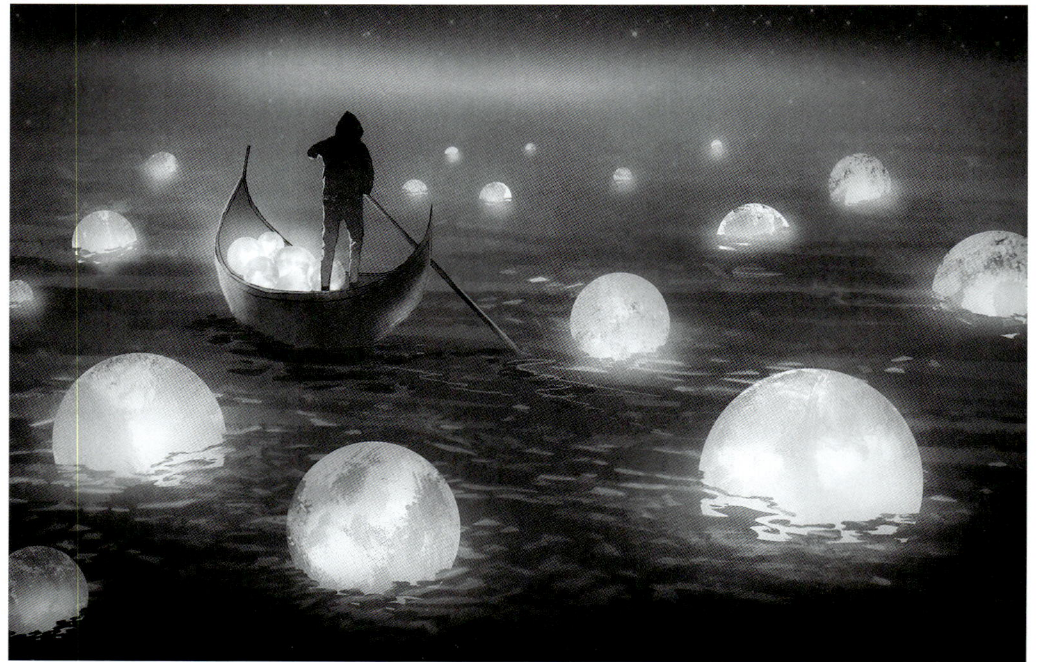

Illustration: stock.adobe.com (grandfailure)

Imagination

Imagination = gezielte Einleitung innerer Bilder

Alle Sinnesmodalitäten ansprechen:

- **Aufschreiben** innerer Zwiegespräche
- **Malen** von Tag-/Nachtträumen
- **Psychodramatische Inszenierung innerer Bilder**
- **Gestaltung** einer Skulptur
- **„Offline"-Weiterträumen**
  von Nachtträumen in der begleiteten Imagination etc.

Unter Umständen mit Hilfe eines speziell geschulten Psychotherapeuten (Psychoonkologen)! Oder aber auch in Selbsthilfegruppen!

Kreativ sein oder werden!

Schreiben Sie Ihre Zwiegespräche, Ihre Probleme auf. Malen Sie ein Bild oder gestalten Sie eine Skulptur. Unter Umständen mit Hilfe eines Psychotherapeuten, Psychoonkologen oder in einer Selbsthilfegruppe. Das Gestalten einer Skulptur, das Malen von Bildern – all das ist sehr hilfreich. Bei vielen Künstlern, Malern oder Musikern kann man die Krankheit und ihren Verlauf in den Bildern, die sie gemalt, oder in der Musik, die sie komponiert haben, nachverfolgen. Sie verarbeiten ihre Probleme in der Kunst. Kreativität hilft bei der Verarbeitung von gesundheitlichen Problemen.

Visualisieren Sie Ihren Tumor. Stellen Sie sich vor, der Tumor wird aufgefressen, ich werde wieder gesund. Auch hierzu gibt es ein Beispiel. Kennen Sie noch Pac-Man? Das kleine Männchen, das in einem Spiel zu Beginn der Computer-Ära diverse Dinge gefressen hat. Es gab mal einen jungen Mann mit einem Tumor, aufgegeben von der Medizin, er schien keine Chance mehr zu haben. Er aber sagte sich: „Nein, da glaube ich nicht dran." Und er fragte sich, was er tun konnte. „Ich stelle mir jetzt vor, Pac-Man frisst meinen Tumor auf." Und so hat er den ganzen Tag gedaddelt, und Pac-Man fraß seinen Tumor auf. Er wurde tumorfrei. Er hat es geschafft, über das Gedankenspiel in seinem Kopf das Immunsystem zu reaktivieren, und die Tumorzellen sind verschwunden. In einigen Kliniken bekommen kleine Mädchen, wenn sie erkrankt sind, eine rosa Handtasche. Sie sollen sich vorstellen, in diese Tasche mehrfach am Tag die Tumorzellen hineinzulegen.

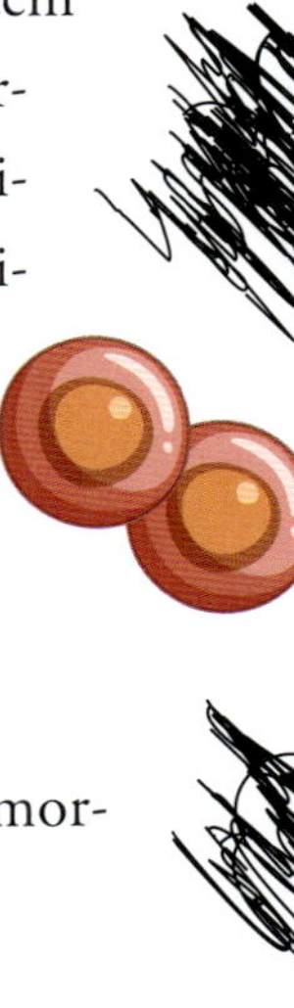

Illustration: Bianca Schramm; freepik (brgfx)

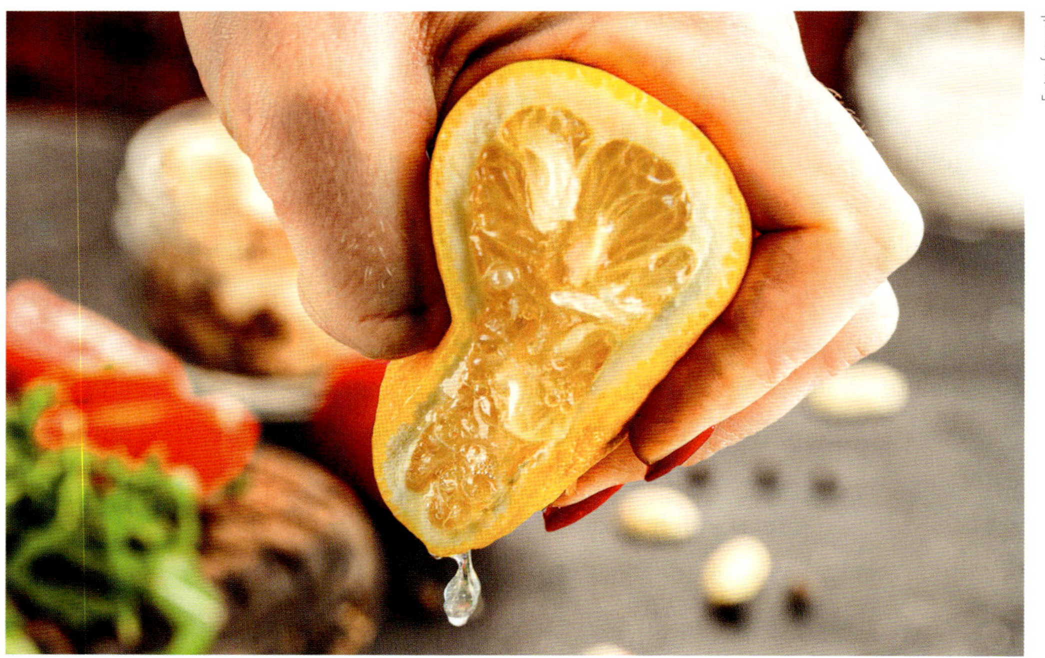

Foto: freepik

Zitrone im Kopf, Übung zur Visualisierung

Machen Sie doch selbst, jetzt gleich, mal einen einfachen Test: Stellen Sie sich vor, Sie hätten eine schöne reife Zitrone vor sich. Genüsslich schneiden Sie diese durch, in zwei Hälften. Stellen Sie sich weiter vor, wie Sie diese saftige Zitrone mit der Hand langsam über Ihrem Salat auspressen. Der frische, gelbe Saft tröpfelt langsam auf die Salatblätter. Dann nehmen Sie in Gedanken den Rest der Zitrone und saugen den frischen Saft aus ihr heraus. Spüren Sie die Veränderungen in Ihrem Mund. Der Speichel läuft Ihnen im Mund zusammen? Allein die Vorstellung davon löst eine körperliche Reaktion aus.

Das ist ein schönes Beispiel für die Kraft des Visualisierens.

Das Visualisieren eines Problems wirkt sich auf den Körper aus, führt zu Reaktionen. Wie die Vorstellung der Zitrone Ihnen das Wasser im Mund zusammenlaufen lässt, so hilft Ihnen die Vorstellung: „Ich werde wieder gesund, ich werfe die Krebszellen hinaus." Dies aktiviert Ihre Abwehrzellen. Die Chancen dazu haben Sie.

Was steht hinter den Begriffen?

Komplementäre Medizin soll zusätzlich und begleitend zur normalen Behandlung eingesetzt werden. Häufig genannte Ziele komplementärer Therapien sind: Nebenwirkungen der Krebstherapie zu lindern, vor einem Rückfall zu schützen.

Alternative Methoden sollen eine echte Alternative zur „Schulmedizin" bieten. Viele ihrer Anhänger lehnen die meisten wissenschaftlich fundierten Therapien als „gefährlich" oder „giftig" ab; insbesondere Chemotherapien und Bestrahlungen.

Schulmedizin – dieser Begriff wird zwar häufig verwendet, ist aber ebenfalls nicht genau definiert. Das Wort stammt aus dem 19. Jahrhundert. Es wurde als Gegensatz zur damals entwickelten Homöopathie und Naturheilkunde verstanden. Gemeint war damit das Wissen über die Entstehung und Behandlung von Krankheiten, das an großen Hochschulen gelehrt wurde. Bis heute wird der Begriff „Schulmedizin" eher von Kritikern und oft abwertend verwendet.

Wissenschaftlich fundierte oder evidenzbasierte Medizin: Onkologen, also Fachleute für Krebsmedizin, sprechen eher von wissenschaftlich fundierter Medizin statt von Schulmedizin. Was ist damit gemeint? Die meisten heutigen Krebsexperten orientieren sich an einer Medizin, die auf wissenschaftlich beweisbaren Fakten aufbaut. Ihre Forderung: Wer eine Therapie entwickelt und anbietet, muss auch beweisen können, dass sie wirkt. Der Fachbegriff für diese Beweiskraft lautet Evidenz. Ebenfalls wichtig: Das Wissen darüber, wann eine Therapie wirkt und wann nicht, bei wem und bei wem nicht, und welche Nebenwirkungen möglich sind. Die Kritik vieler wissenschaftlich arbeitender „Schulmediziner" an der komplementären oder alternativen Medizin lautet: Für die meisten populären Verfahren fehlen überprüfbare Daten. Oder die Daten reichen nicht aus, um eine Therapie wirklich beurteilen zu können.

Quelle: Krebsinformationsdienst, Deutsches Krebsforschungszentrum (dkfz) 2020

Kurz zusammengefasst

- Komplementärmedizin ergänzend zur Schulmedizin
- Alternativmedizin soll Schulmedizin nicht ersetzen
- Naturheilverfahren aktivieren ihre Selbstheilungskräfte

Klassische Naturheilkunde

- Physikalische Therapie *(Bäder, Güsse, Wickel etc.)*
- Bewegungstherapie *(Ausdauer- und Krafttraining, Physiotherapie)*
- Ernährungstherapie
- Phytotherapie *(Pflanzenheilkunde)*
- Ordnungstherapie *(Gesundheitsfördernder Lebensstil)*
- Weitere Verfahren sind Neuraltherapie, Mikrobiologische Therapie, TCM *(Fernöstliche Verfahren)*

Hinterfragt

Fragliche komplementär-onkologische Maßnahmen:

- sogenannte indianische Tees
- Hungertherapien
- sogenannte Vitaminkuren
- obskure Heilkuren mit dem Versprechen, ohne Schulmedizin (Chemotherapie, Immuntherapien etc.) gesund zu werden
- Entsäuern – Ausleiten etc.
- angebliche „Krebswundermittel“ wie Brennesselsaft: 2 Tage, und der Tumor ist weg
- alternative Anbieter raten von gängigen, bewährten Therapien ab und bieten stattdessen eigene „Therapien“ an, wie z. B. bei Hirntumor
- Spezielle Ernährungsform

Foto: freepik (8photo)

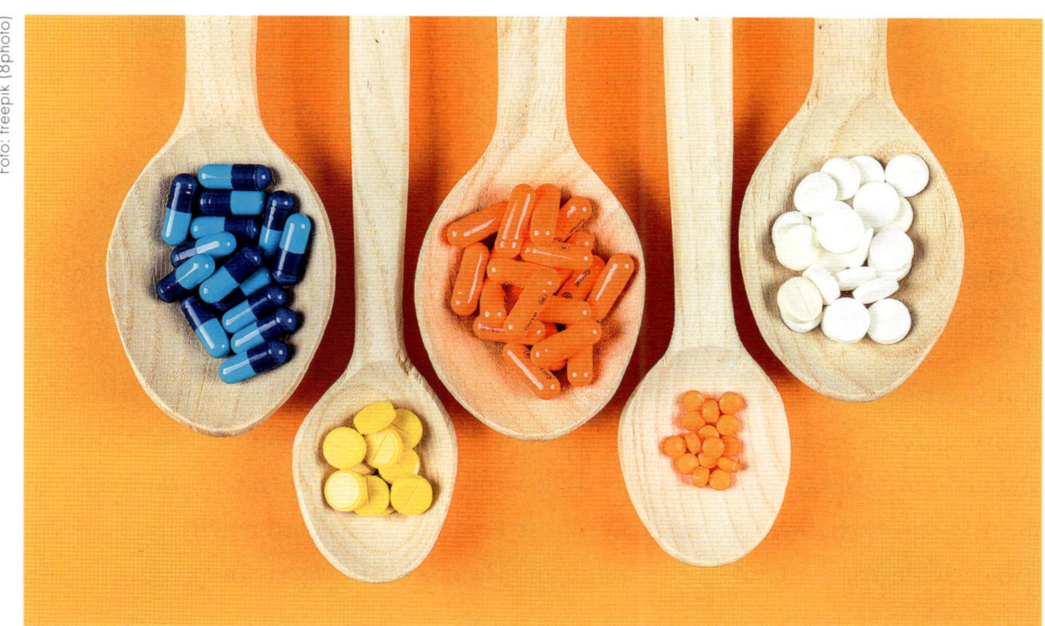

Welche unterstützenden Maßnahmen können Sie noch in Ihre Überlegungen einbeziehen, wenn Sie erkrankt sind? Trauen Sie bitte nicht jedem gut gemeinten Ratschlag. Sie werden bei Ihrer Krankheit von Ratschlägen überschüttet, und jeder weiß es besser als Sie. Reden Sie nicht gegen die Ratschläge an, Sie werden dann keine Ruhe mehr davor haben. Die „guten Ratschläge" werden permanent wiederholt und beginnen zu nerven. So jedenfalls ist es mir gegangen. Sagen Sie, ja, das ist ein guter Tipp, ich kümmere mich drum. Dann haben Sie Ihre Ruhe.

- **Fragliche Maßnahmen** sind indianische Tees, sie werden oft für viel Geld angeboten. Gehen Sie lieber in ein herkömmliches Teegeschäft, kaufen dort beispielsweise grünen Tee oder Jiaogulan-Tee und trinken Sie das, da haben Sie mehr davon.
- **Hungertherapien** nutzen garantiert einem, nämlich dem Tumor, aber nicht Ihnen. Sie brauchen Kraft, wenn Sie erkrankt sind.
- **Vitaminkuren** sollen Ihren Tumor angeblich zum Verschwinden bringen – da ist nichts erwiesen. Ungezügelte Vitaminzufuhr, besonders mit künstlichen Vitaminen, kann mehr schaden als nützen.

- **Vorsicht vor obskuren Heiltherapien** mit dem Versprechen, besser zu sein als jede gängige, bewährte Standardtherapie. Alternative Anbieter raten von der Therapie der Mediziner ab und bieten stattdessen eigene Therapien an. Oft von mehr als fraglichem Nutzen.
- **Entsäuern und Ausleiten,** wozu soll das gut sein?
- **Angebliche „Krebswundermittel"**, die gibt es nicht. Und wenn Ihnen jemand abrät von normalen Therapien, dann bitte ganz vorsichtig sein.

Ein Beispiel: Eine Frau hatte angeblich Ihren Hirntumor mit einer speziellen Ernährungsform besiegt. Sie schrieb Bücher, war in vielen Talk-Shows und verdiente viel Geld mit ihrem Buch. Bei einer Talk-Show wurde sie von einem Mediziner zu ihrer Diagnose befragt, er stellte konkrete Fragen zu den Untersuchungen. Dabei gab sie widersprüchliche Antworten. Daraufhin schlussfolgerte der Mediziner, sie habe wohl nie einen Tumor gehabt. Sie verwickelte sich immer mehr in Widersprüche und musste schließlich zugeben, dass sie nie einen Hirntumor hatte. Bis zu diesem Zeitpunkt glaubten ihr viele Menschen und stellten aufgrund ihrer Aussagen die bisherigen Therapien ein, um mit der speziell propagierten Ernährungsform wieder gesund zu werden. Und etliche sind dadurch elend an ihrem Tumor verstorben. Die Strafe für diese verhängnisvolle Lüge? Eine Geldstrafe! Eine Geldstrafe dafür, dass diese Frau viele Menschen umgebracht hatte – viel zu wenig!

Nicht ausreichend geprüfte komplementär-onkologische Maßnahmen

- **Orthomolekulare Medizin**
  (Vitamine und Spurenelemente wie Zink erhöhen das Wachstum der Krebszellen)
- **Thymustherapie**
  (Thymus neugeborener Kälber stimuliert Immunsystem negativ)
- **Leber-Milz-Peptid-Therapie**
  (Organe neugeborener Schweine, fraglicher Effekt auf das Immunsystem)
- **Hyperthermie**
  (Hitzestress macht Tumorzellen empfindlicher gegen Chemotherapie)

Viele von diesen komplementär-onkologischen Maßnahmen sind in Prüfung. Wenn Sie irgendetwas zusätzlich neben der Standardtherapie in der Klinik einnehmen oder unternehmen möchten, dann besprechen Sie es bitte immer mit den behandelnden Onkologen. Viele Kliniken arbeiten mit naturheilkundigen Ärzten zusammen, die sich mit den Verfahren und zusätzlichen Möglichkeiten zur Standardtherapie auskennen. Auf unserer Website (www.STARKgegenKREBS.de) finden Sie in der Rubrik „Tipps“ verlässliche Quellen, Informationen zu komplementär-medizinischen Maßnahmen und Adressen, über die Sie Informationsmaterial beziehen können.

Ungeprüft Zink einzunehmen, kann dazu führen, dass das Wachstum des Tumors gesteigert wird. Die Thymustherapie kann das Immunsystem negativ stimulieren und zum Tumorwachstum führen. Eine Selenzufuhr kann dazu führen, dass weniger Chemotherapeutika benötigt werden. Hilfreich ist Selenzufuhr bei Bestrahlung. Aber bitte nicht ungezielt nehmen, sondern immer in Rücksprache mit dem behandelnden Onkologen. Es gibt viele Böden, mit einem hohen Selenanteil, da finden Sie in den regionalen Nahrungsmitteln ausreichend Selen und benötigen keine Extrazufuhr. Und es hilft auch nicht bei jedem Tumor.

Genauso wie die Misteltherapie: Falsch eingesetzt, beim falschen Tumor, kann diese Therapie genau das Gegenteil bewirken, der Tumor wächst schneller. Hyperthermie ist noch nicht ausreichend geprüft, kann aber beispielsweise während einer Chemotherapie einen günstigen Effekt auf den Tumor haben. Bei fiebernden Patienten hat man festgestellt, dass das Ansprechen der Therapeutika besser war.

Mikrobiom und Krebs

Mikrobiom und Krebs?
Der menschliche Körper enthält schätzungsweise zehn bis hundert mal mehr Bakterienzellen als menschliche Zellen.
1 Million Mikroorganismen, über 100 Spezies pro Quadratzentimeter Haut
Bakterien des Mikrobioms im Darm produzieren neuroaktive Substanzen.

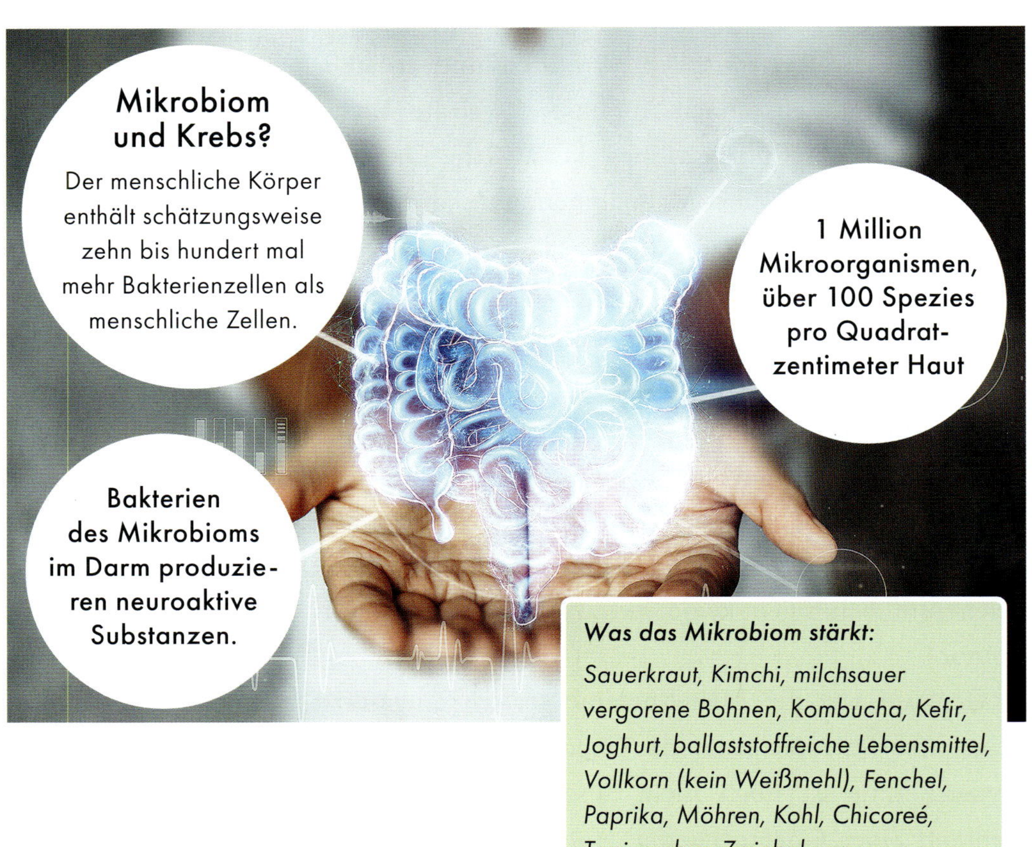

Abbildung: stock.adobe.com (Aliaksandr Marko)

Was das Mikrobiom stärkt:

Sauerkraut, Kimchi, milchsauer vergorene Bohnen, Kombucha, Kefir, Joghurt, ballaststoffreiche Lebensmittel, Vollkorn (kein Weißmehl), Fenchel, Paprika, Möhren, Kohl, Chicoreé, Topinambur, Zwiebel usw.

Was ist ein Mikrobiom?

Als Mikrobiom wird die Summe aller Mikroorganismen (Bakterien, Viren, Pilze, Hefen) bezeichnet, die den menschlichen Körper besiedeln. Bei einem Erwachsenen finden sich 30 bis 100 Billionen Mikroorganismen in einem gesunden Körper, mit 500 bis 2000 unterschiedlichen Arten. Den überwiegenden Teil machen Bakterien aus: Im Vergleich zu den Körperzellen ist die Zahl der Mikroorganismen zehnfach höher als die der Körperzellen. Ohne diese würden wir uns nicht wohlfühlen und wären auch nicht überlebensfähig. Wir leben in einer Symbiose mit unserem Mikrobiom.

Von den Bakterien befinden sich die meisten in unserem Verdauungstrakt. Alle Mikroorganismen zusammen haben eine Masse von etwa 1,75 Kilogramm. Diese sind die Grundlage für unser Immunsystem. Das Gleichgewicht dieses mikrobiellen Systems ist entscheidend für unsere Gesundheit. Das Mikrobiom (Bakterien im Darm) reguliert die Fitness unseres Immunsystems. Studienergebnisse legen nahe, dass durch das Mikrobiom schneller auf Krankheitserreger reagiert werden kann. Es hält die Abwehr in einem reaktionsbereiten Zustand. Die Bakterien produzieren sogenannte neuroaktive Substanzen, die in direkter Kommunikation mit den Hirnzellen stehen. Sie regulieren die Nahrungsaufnahme im Darm, die Aufnahme von Vitaminen, Spurenelementen, Mineralstoffen. Dieses – auch „Bauchgehirn" genannte – System überträgt über den Vagusnerven Informationen an unser Gehirn, wie die des Sättigungsgefühls. Die Darmbewohner (das Mikrobiom) bilden antibiotisch wirkende Substanzen, die die schädlichen Bakterien abwehren. Somit können diese schneller bekämpft werden.

Auf Körperoberflächen, der Haut, der Mundschleimhaut, in der Nase, im Vaginaltrakt und in der Lunge siedeln Mikroorganismen. Allein auf der Haut finden sich eine Million Mikroorganismen mit 100 Spezies pro Quadratzentimeter. Das Mikrobiom dient so auch zum Schutz vor äußeren Einflüssen.

In den ersten zwei Lebensjahren entwickelt sich die intestinale Mikrobiota, die Gesamtheit der Mikroorganismen. Zu den ersten Kontakten gehört die mütterliche Schleimhaut bei der Geburt. Deshalb ist es bei Kaiserschnitten sinnvoll, dass das Neugeborene Kontakt mit der mütterlichen Schleimhaut bekommt. Über die Muttermilch wird gesteuert, welche Mikroorganismen bestehen bleiben. Der weitere Kontakt mit der Umwelt steuert dann die weitere Besiedlung bei. Deswegen sollten Kinder auch nicht in einer absolut sterilen Umgebung aufwachsen.

Auf jedem Quadratzentimeter Haut sitzen bis zu einer Million Viren, Pilze, Milben und Bakterien. Von Letzteren können mehr als 1000 verschiedene Spezies vorhanden sein. Dieses individuelle Mikrobiom beeinflusst sowohl die Barrierefunktion der Haut als auch das kutane Immunsystem. Kommt es zur Dysbalance unter den Mikroorganismen, so ist dies einer der Grundsteine für Hauterkrankungen. Sinkt die Besiedlungsdichte, so kann der freie Platz auf der Haut von pathogenen Erregern eingenommen werden. Durch ein komplexes Zusammenspiel verschiedener Faktoren kann die Manifestation von Erkrankungen, wie der atopischen Dermatitis, begünstigt werden.

Mikrobiom und Krankheit

Das Mikrobiom hat einen großen Einfluss auf unsere psychische Gesundheit und unser Wohlbefinden. Krankheiten wie Depressionen, Autoimmunerkrankungen, chronische Entzündungen, chronische Erschöpfungszustände, Allergien und auch Krebserkrankungen hängen damit zusammen. Das Mikrobiom kann uns vermutlich vor Krankheiten schützen. Einzelne Berichte scheinen das zu bestätigen. Wissenschaftler arbeiten an vielen Studien.

Mikrobiom und Stuhltransplantation

Bei Patienten mit chronisch entzündlicher Darmerkrankung (Colitis ulcerosa) geht die Artenvielfalt der Darmflora zurück. Durch Stuhltransplantationen vermag es zu gelingen, den Darm wieder mit gesunden und vielfältigen Bakterienstämmen zu besiedeln. Patienten konnten so geheilt werden. Man ist damit jedoch vorsichtiger geworden, da man dabei auch durchaus Krankheiten übertragen kann.

Antibiotika beschädigt unser Mikrobiom massiv

Die größte Bedrohung für unser Mikrobiom sind Antibiotika. Eine Störung wirkt sich auf unser gesamtes Wohlbefinden aus. Antibiotika töten wahllos Darmbakterien, auch die guten! Die Vernichtung unseres Mikrobioms macht uns angreifbarer für pathogene Bakterien, und dies begünstigt dann Erkrankungen. Die Antibiotika-assoziierte Diarrhoe (Durchfall nach Antibiotika-Therapie) ist wohl allen bekannt.

Was haben Bakterien mit Krebs zu tun?

Das Mikrobiom umfasst die Gesamtheit aller im Körper vorhandenen Mikroorganismen. Neue Forschungen zeigen, dass Veränderungen im Mikrobiom das Risiko für die Entstehung mancher Krebsarten erhöhen, das Tumorwachstum fördern und die Wirksamkeit von Therapien beeinflussen können. Ob eine Immuntherapie gegen Krebs hilft, hängt nach neuen Erkenntnissen von der Vielfältigkeit der Darmflora ab. Zwei Forschergruppen aus den USA und Frankreich berichten im Fachblatt „Science“ unabhängig voneinander, dass das Mikrobiom den Behandlungserfolg entscheidend beeinflussen kann.

Jochen Sven Utikal, Leiter der Dermato-Onkologie am Deutschen Krebsforschungszentrum DKZ in Heidelberg, spricht von plausiblen Ergebnissen. Es sei bekannt, dass die Darmflora das Immunsystem aktiver und effektiver machen könne, dies könne auch gegen Krebs helfen. Studien zeigten, dass die Effektivität von sogenannten Checkpoint-Inhibitoren bei Krebs-Immuntherapien durch das Mikrobiom beeinflusst wird.

Ein gestörtes Mikrobiom kann Auslöser für Krebs sein.

Chronische Entzündungen können ein wichtiger Faktor für die Entwicklung von Krebs sein. Bakterien spielen eine wichtige Rolle bei der Entstehung von Krebs. Wie oben beschrieben, haben diese auch Einfluss auf den Erfolg von Krebstherapien. Sie können die Arzneimittelwirksamkeit fördern, die Wirkung stören oder sogar Toxizität vermitteln. Jede Chemotherapie beeinflusst das menschliche Mikrobiom stark. Je nach Therapie kann die Bakterienflora schlimmstenfalls um das Hundertfache reduziert werden. Auch die Artenvielfalt nimmt ab. Ziel sollte es sein, durch eine ausgewogene gesunde Ernährung diese Effekte zu beeinflussen. Gegebenenfalls durch die zusätzliche Einnahme von Probiotika und Präbiotika (bitte immer zuvor mit den behandelnden Ärzten sprechen, das gilt übrigens bei jeder Einnahme von zusätzlichen Präparaten).

So ganz nebenbei: Ein gutes Mikrobiom hat auch Einfluss auf unser Gewicht (Adipositas); die mikrobielle Zusammensetzung im Verdauungstrakt beeinflusst den Appetit und die Fetteinlagerung, sorgt für Stressresistenz und die Ängstlichkeit nimmt ab. Unsere psychische Stabilität wird besser.

Was hilft dabei, ein gutes Mikrobiom aufzubauen?

Zahlreiche Studien weisen darauf hin, dass eine reiche Bakterien-Artenvielfalt grundsätzlich mit Gesundheit korreliert und eine Verarmung zu Krankheiten führen kann. Deshalb ist es wichtig, sein Mikrobiom zu pflegen.

Was stärkt unser Mikrobiom und baut eine bessere Darmflora auf?

- Vollwertkost, Ballaststoffe, Vollkornprodukte, faserreiches Gemüse, pflanzliche Nahrung
- Obst, Gemüse, Bohnen und Hülsenfrüchte (reich an Ballaststoffen)
- Spargel, Knoblauch, Lauch und Zwiebeln
- dunkelgrünes Blattgemüse, grün Bohnen, Sellerie und Karotten
- eingelegtes Gemüse wie Sauerkraut oder Kimchi, milchsauer vergorene Bohnen, Kombucha, Kefir und Joghurt
- Chicorée, Schwarzwurzeln, Topinambur

Gut für den Darm: Äpfel! 100 Millionen Bakterien machen den Apfel gesund. Besonders viele finden sich im Innern des Apfels bei den Kernen. Wobei biologisch erwirtschaftete Äpfel im Vergleich zu konventionellen Produkten deutlich vielfältigere Bakteriengemeinschaften haben. „An apple a day keeps the doctor away", sagt ein englisches Sprichwort, auf Deutsch: „Ein Apfel pro Tag hält den Doktor fern."

- Vermeiden Sie zuckerhaltige Speisen und Getränke.
- Sport und körperliche Aktivität beeinflussen die Darmflora positiv und verbessern das Mikrobiom.

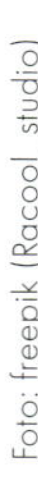

Komplementärmedizinische Maßnahmen in Prüfung

- **Cannabis (Cannabisöl, CBD-Öl/THC)** > Ein wirksames Krebsmedikament? (Hirntumore, Brust-, Lungen-, Eierstockkrebs?) Hilft gegen Übelkeit, Erbrechen und Appetitlosigkeit.

- **Methadon** > Schmerzlindernde Wirkung, antitumorale Wirkung (Darmkrebs/Hirntumore)? Falsche Hoffnungen? Eine Co-Therapie bei Tumoren, vielleicht ja.

Ist die Heilung von Krebs durch Cannabis möglich?

Immer wieder wird von Cannabis als extrem wirksames Krebsmedikament berichtet. Diese Aussage wird jedoch meist nur durch einzelne Erfahrungen mit dem Einsatz von Cannabis-Öl gegen Krebs oder einzelne Ergebnisse gestützt.

Das Problem dabei ist, dass es keine Studien an Menschen sind. Vorwiegend wurde die Wirkung von Cannabis auf isolierte Krebszellen untersucht. Dadurch ist ihre Aussagekraft in Bezug auf die Heilwirkung beschränkt. Die Ergebnisse zeigen zwar, dass die Krebszellen durch die Cannabis-Wirkstoffe abgetötet werden können. Allerdings sagt das nichts darüber aus, ob diese Wirkung auch im menschlichen Körper eintreten würde.

Ähnliches gilt auch für die einzelnen Fallbeispiele, denn deren Ergebnisse können nicht auf die Allgemeinheit bezogen werden. Trotzdem haben diese Beispiele eine positive Konsequenz. Dank ihnen wird mittlerweile hinsichtlich der Wirkung von Cannabis auf Krebserkrankungen immer mehr geforscht.

Fazit

Generell gibt es noch keine aussagekräftigen Studien, die beweisen, dass Cannabis ein Heilmittel für Krebs ist. Allerdings werden zurzeit einige Studien zu diesem Thema durchgeführt, die hoffentlich wichtige Erkenntnisse liefern werden. Trotzdem kann Cannabis bei einer Vielzahl von Beschwerden zum Einsatz kommen. Vor allem bei solchen, die im Rahmen der mit einer Krebserkrankung verbundenen Behandlung auftreten, dazu gehören beispielsweise Übelkeit und Erbrechen. Beides kann man durch die Verwendung eines Cannabis-Öls effektiv lindern (Cannabis-Öl, CBD-Öl/THC).

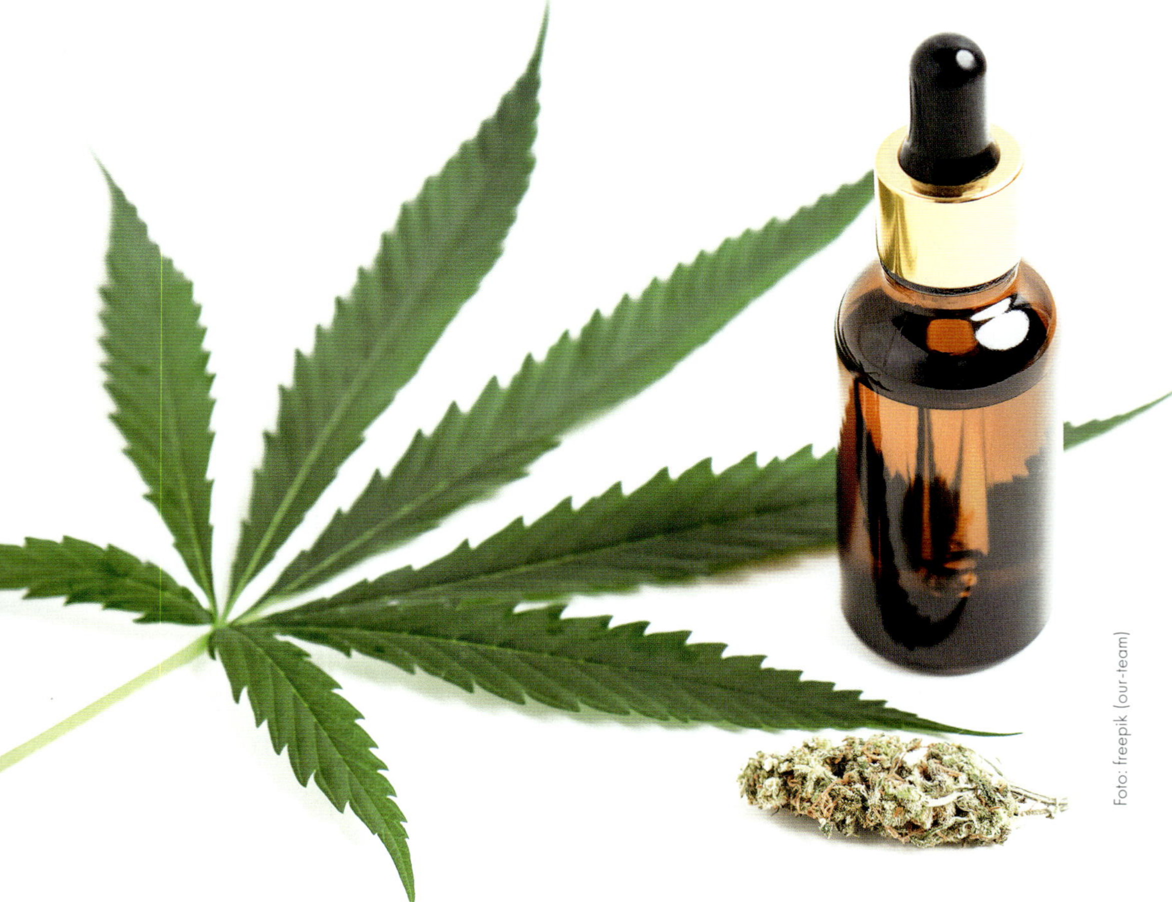

Foto: freepik (our-team)

In der Schmerztherapie wird oft Medizinalhanf eingesetzt. Aus Tiermodellen und In-vitro-Studien gibt es Hinweise auf:

- Schmerzlindernde Wirkung
- Angst- und spannungslösende Wirkung
- Radikalenfänger
- Krampflösende Wirkung (Antikonvulsiv wirkend)
- Entzündungshemmung
- Immunstärkung
- Und: Tumorinhibierende Wirkung

(Quelle: dkfz, Deutsches Krebsforschungszentrum Heidelberg)

Ein wirksames Krebsmedikament? Hilft Cannabis also bei Hirntumoren, Brust-, Lungen-, Eierstockkrebs? Es gibt einzelne Erfahrungen, aber keine Studien an Menschen. Diese Erfahrungen sind interessant, haben jedoch nur eine eingeschränkte Aussagekraft, was die mögliche Wirkung von Cannabis bei Krebserkrankungen beim Menschen betrifft. Bei Fallbeispielen haben wir ein ähnliches Problem: Was bei einzelnen Patienten zu einer Heilung führt, kann nicht verallgemeinert werden. Diese Einzelberichte finden aber trotzdem Anerkennung und Wirkung.

Methadon in der Krebstherapie

Die gute schmerzlindernde Wirkung von Methadon ist vielfach nachgewiesen. Für eine antitumorale Wirkung liegen dagegen bislang keine ausreichenden und sicheren Beweise vor (Darmkrebs/Hirntumore). Ist „Methadon bei Therapie von Hirntumoren unwirksam?" Diese Schlagzeile sorgte für ein mediales Echo. Wird bei malignen Glioblastom-Zellen der spontane Zelltod (Spontan-Apoptose) ausgelöst? Sind dies falsche Hoffnungen? Diese Frage kann immer noch nicht beantwortet werden. Ist eine Co-Therapie bei Tumoren ratsam? Vielleicht ja.

Wirksamkeitsgeprüfte komplementäronkologische Verfahren

- **Sport** (Neue Studie: Sport verändert das Mikrobiom im Darm)
- **Ernährungsoptimierung**
- **Selentherapie**
- **Enzymtherapie** (Ananas, Papaya oder tierische Enzyme)
- **Misteltherapie**

Sichere und auch wirksamkeitsgeprüfte komplementäronkologische Verfahren sind neben Sport (dieser verändert sogar ihr Mikrobiom im Darm zum Positiven) die Optimierung Ihrer Ernährung sowie Selen-, Enzym- und Misteltherapie – bitte immer in Rücksprache mit dem behandelnden Arzt.

Sport

Das Thema Sport und Bewegungstherapie sollte ein Standard des onkologischen Beratungsgesprächs werden, empfiehlt die Arbeitsgemeinschaft Supportive Maßnahmen in der Onkologie (AGSMO). Sie bezieht sich dabei auf die Ende 2019 vom American College of Sports Medicine (ACSM) aktualisierten Empfehlungen zu Sport und Bewegung in der Prävention und Therapie von Krebserkrankungen.

Erfahrungen aus über 700 kontrollierten Studien mit mehr als 50.000 Krebspatienten machten deutlich, dass die gezielte Bewegungstherapie häufige Nebenwirkungen der onkologischen Therapie lindern kann und sich insgesamt positiv auf den Krankheitsverlauf auswirkt, berichten Privatdozent Dr. Joachim Wiskemann vom Nationalen Centrum für Tumorerkrankungen und Kollegen.

(aus Ärztezeitung 2020: Im Fokus Onkologie 2019; 22:51–57)

Mindestens dreimal pro Woche 20 bis 30 Minuten ein moderates Ausdauertraining, besser jeden Tag, sollten alle Krebsüberlebenden anstreben. Zusätzlich auch Krafttraining. Das sind die Empfehlungen, um Ängste, Depressionen und Fatigue (tumorbedingtes Müdigkeits- und Erschöpfungssyndrom) abzubauen. Dies wird in vielen umfangreichen Studien nachgewiesen. Die positiven Auswirkungen auf die Nervenzellen, eine Vermehrung der NK-Zellen und der Einfluss auf das Mikrobiom sind ebenfalls nachgewiesen. Ein Grund mehr, einiges für den Körper zu tun.

Was heißt das für Sie? Nehmen Sie sich die Zeit, täglich zu laufen, zu walken oder zu joggen – so gut, wie Sie können. Sie brauchen dazu keine spezielle Sportkleidung, Sie können genau so, wie Sie gerade angezogen sind, loslegen. Zu Hause können Sie gegebenenfalls mit einfachen Mitteln Krafttraining machen, indem Sie Ihr eigenes Körpergewicht dazu einsetzen. Verwenden Sie auch Wasserflaschen als Gewichte oder arbeiten Sie mit dem Thera-Band („Gummiband"). Sie müssen nicht in einen Fitnessclub gehen. In vielen Sportvereinen werden Kurse für Tumorpatienten angeboten. Fragen Sie in den Kliniken nach angeleiteten onkologischen Sportgruppen. Schauen Sie auf unserer Website unter Tipps nach.

Sportliche Betätigung mindert das Risiko, an einem Krebs zu erkranken, und Sport hat auch einen vorbeugenden Charakter für viele andere Erkrankungen. Studien belegen eindeutig, dass die Entstehungsmechanismen von Krebserkrankungen im unteren Gastrointestinaltrakt beeinflusst werden. Aber nicht nur in diesen Bereich wirken sich die präventiven Maßnahmen aus.

Mit sportlicher Betätigung, regelmäßigem Ausdauer- und Krafttraining, geht es Ihnen langfristig sowohl körperlich als auch emotional besser. Lebensqualität und langfristige Gesundheit steigen. Erschöpfungszustände, Depressionen und Antriebslosigkeit, wie zum Beispiel das Fatigue-Syndrom (Erschöpfungssyndrom

Nach der Krebsdiagnose sportlich bleiben, auch während der Therapie, es zahlt sich aus! Es ist nie zu spät, damit anzufangen!

Fotos: stock.adobe.com (Viktor, Ivonne Wierink, emuck)

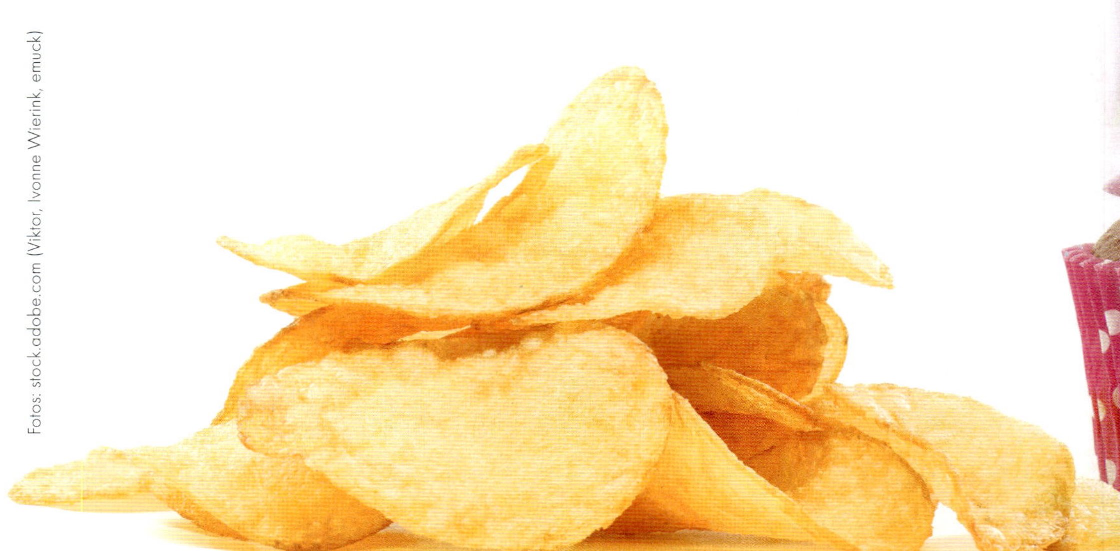

Salz, Fett und Zucker sollten bei einer gesunden Ernährung unbedingt reduziert werden.

nach Krebstherapien), werden seltener und weniger dramatisch. Durch die körperliche Aktivität verändert sich auch der Hirnstoffwechsel, dadurch wird die Stimmung aufgehellt. Die Schlafqualität verbessert sich. Nach einer Studie des DKFZ haben Langzeitüberlebende, die nach der Diagnose sportlich aktiv bleiben oder ihre körperliche Aktivität sogar steigern, in allen untersuchten Kategorien eine bessere Lebensqualität. Ängste werden abgebaut und das Leben verlängert. Mittlerweile liegen dazu 2500 Publikationen zu Sportinterventionen bei Krebskranken vor.

Ernährungsempfehlungen

Gutgemeinte Ratschläge von Freunden und Angehörigen, dubiose Geschichten aus den sozialen Medien oder auch Empfehlungen zu sogenannten Krebsdiäten führen oft zu Verunsicherung. Ihre Anwendung führt im schlechtesten Fall zu einer Beeinträchtigung der laufenden Therapie. Für sogenannte „Krebsdiäten" liegen keine wissenschaftlich ausreichenden Wirksamkeitsbelege vor. Häufig werden kohlenhydratreduzierte und vegane Kost sowie Diäten zum „Aushungern" des Tumors empfohlen. All dies kann die Entwicklung einer Mangelernährung und den fortschreitenden Gewichtsverlust begünstigen.

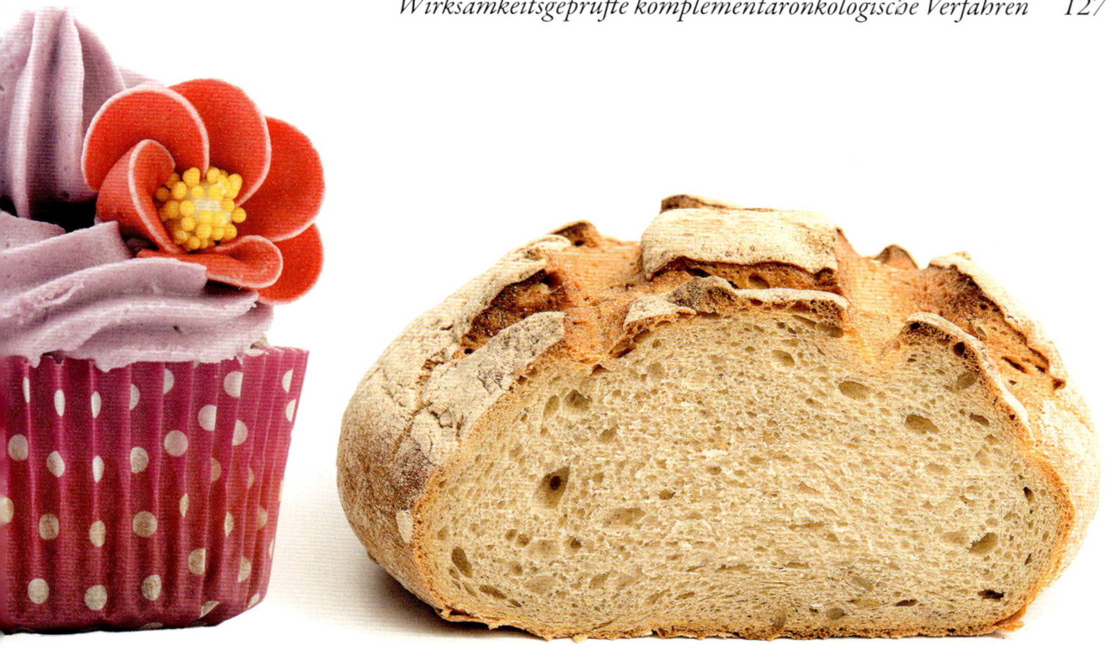

Auf weißes Mehl sollten Sie möglichst ganz verzichten.

Was ist sinnvoll?

Eine ausgewogene, vielseitige Ernährung mit ausreichend Obst und Gemüse und Vollkornprodukten ist sinnvoll. Nehmen Sie wenig tierischen Produkte wie Fleisch zu sich – wenn, dann eher Bio-Fleisch. Rotes Fleisch sollte gemieden werden. Fisch in der Funktion als Eiweißlieferant mit den Omega-3-Fettsäuren ist besser geeignet als Fleisch.

Um die richtige Menge an Vitaminen und Spurenelementen aufzunehmen, ist die „Ampel" ein gutes Hilfsmittel. Untersuchungen haben gezeigt: Pro Tag ein rotes, ein gelbes, ein grünes Stück Obst oder Gemüse (nicht nur ein kleines Stück!), und Sie bekommen fast alles, was der Körper benötigt. Bei jedem Halt an einer Ampel werden Sie künftig daran denken.

Vermeiden sollten Sie „weißes" Mehl, darin sind kaum Nährstoffe enthalten, jedoch viele Kohlenhydrate in Form von Zucker. Ihr Blutzuckerspiegel steigt rasch an, um dann schnell wieder zu sinken, und führt nach kurzer Zeit erneut zu Heißhunger. Vollkornprodukte sind zu bevorzugen.

Zucker und Salzkonsum reduzieren! Auf zusätzlichen Zucker können Sie verzichten. Viele Lebensmittel sind schon mit Zucker versehen – werfen Sie mal einen Blick auf die Inhaltsangaben auf den Verpackungen.

Was darf ich nicht essen?

Im Prinzip müssen Sie auf nichts verzichten. Essen Sie am besten das, worauf Sie Appetit haben. Es spricht nichts dagegen, mal eine Schweinshaxe oder einen Hamburger zu essen, wenn es nicht regelmäßig ist. Gegen ein Stück Schokolade, eine Praline oder ein Stück Kuchen gelegentlich ist ebenfalls nichts einzuwenden. Bei Schokolade empfiehlt es sich, jene mit einem hohen Kakaogehalt (bittere Schokolade) zu wählen. Ein kleines Stück davon langsam auf der Zunge zergehen lassen, das stillt den Süßhunger sehr gut. Wenn Sie sich alles versagen und deswegen keinen Spaß mehr am Leben haben, dann ist das sicher schädlicher, als gelegentlich mal etwas „Ungesünderes“ zu essen.

Was bringt es Ihnen, wenn Sie Veganer oder Vegetarier werden und es Ihnen nicht zusagt. Wenn Sie gut damit zurechtkommen und es Ihrem Lebensinhalt entspricht, dann ist es in Ordnung.

Alkohol

Bei Alkoholkonsum kann ich nur die vielen Studien erwähnen. Einmal heißt es, es sei gesund, ein Glas Wein oder ein Glas Bier zu trinken, andere Studien sagen, es sei schädlich. Was stimmt? Ich denke, wie immer liegt die Wahrheit in der Mitte, die Dosis macht's. Wichtig ist für Ihr Immunsystem, dass Sie Spaß am Leben haben und jeden Tag genießen können. Nur das kräftigt Sie und erhöht die Zahl und die Wirkkraft Ihrer Abwehr-Zellen.

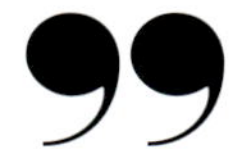

Alle Dinge sind Gift, und nichts ist ohne Gift;
allein die Dosis macht's, daß ein Ding kein Gift sei.

Paracelsus (1493–1541)

Alkohol kann nicht nur abhängig machen, sondern auch viele Krankheiten – darunter einige Krebsarten – verursachen. Grundsätzlich schadet Alkohol der Gesundheit in jeder Menge. Deswegen gilt: Weniger ist immer besser! Hinterfragen Sie Ihren eigenen Konsum einmal ganz kritisch – das ist bereits der erste Schritt zu einem bewussteren Umgang mit Alkohol. Unsere Tipps auf dieser Seite helfen Ihnen dabei, weniger zu trinken und selbstbewusst auch einmal „Nein" zu sagen.

Alkoholischen Getränken, insbesondere Rotwein, wird immer wieder eine positive Wirkung auf die Gesundheit zugeschrieben. Dies ist wissenschaftlich aber nicht haltbar – neuere Forschungsergebnisse lassen solche Schlüsse nicht mehr zu. Nüchtern betrachtet ist Alkohol vor allem eins: ein Zellgift. Er gelangt über das Blut in jede Körperzelle. Die Verteilung des Alkohols im ganzen Organismus erklärt, warum er alle Organe schädigen kann – und das bereits in geringen Mengen. Alkohol ist an der Entstehung von über 200 Krankheiten beteiligt. Und er steigert das Risiko für Krebs.

Alkohol: Empfehlungen

Es gibt keinen risikofreien Alkoholkonsum! Alkohol erhöht in jeder Menge das Krebsrisiko. Der Europäische Kodex zur Krebsbekämpfung empfiehlt deshalb: Reduzieren Sie Ihren Alkoholkonsum. Der völlige Verzicht auf Alkohol ist noch besser für die Verringerung Ihres Krebsrisikos. Wenn Sie nicht ganz auf den Konsum alkoholischer Getränke verzichten möchten, bieten Ihnen die unten stehenden Grenzwerte Orientierung, um in einem relativ risikoarmen Bereich zu bleiben. An wenigstens zwei bis drei Tagen in der Woche sollten Sie keinen Alkohol zu sich nehmen.

Das Krankheitsrisiko ist für gesunde Erwachsene nachweislich erhöht

- für **Frauen**, wenn sie täglich mehr als **12 Gramm** reinen Alkohol trinken (entspricht etwa einem Standardgetränk);
- für **Männer**, wenn sie täglich mehr als **24 Gramm** reinen Alkohol trinken (entspricht etwa zwei Standardgetränken).

(aus: Deutsche Krebshilfe – Krebs Vorbeugen)

Welche Vitamine sind sinnvoll?

Vor der Einnahme von Vitaminen und Mikronährstoffen ist eine Laborbestimmung empfehlenswert. Neue Studien belegen, dass ein Vitamin-D-Mangel bei Krebspatienten sehr häufig vorkommt. Nach neuesten Studien könnte mit einer Vitamin-D-Supplementierung bei allen Deutschen über 50 Jahre bis zu 30.000 Krebstodesfälle pro Jahr vermieden werden. Wenn Vitamin D zugeführt wird, dann nicht mehr als 800 IE am Tag, damit ist eine Überdosierung laut den Studien nicht zu befürchten. Nur nach einer Laborbestimmung vom Arzt könnte die Vitamin-D-Zufuhr mit einer höheren Dosierung angepasst werden.

Bei einer Zufuhr von **Vitamin D** zeigt sich ein positiver Einfluss auf die Prognose bei Darm- und Brustkrebs sowie bei aggressiven B-Zell-Lymphomen (CLL, AML, Hodgkin-Lymphom). Außerdem verbessert eine Zufuhr von Vitamin D die Wirksamkeit einiger Chemotherapeutika.

Selen

Es ist empfehlenswert, einen Selen-Mangel vor Beginn einer onkologischen Therapie auszugleichen. Selen wird eine chemo- und strahlenprotektive Wirkung zugeschrieben. Es gibt Hinweise, dass sich ein Selen-Mangel nachteilig auf den Erfolg einer Krebstherapie auswirken könnte. Untersuchungen zeigen, dass bei Selenzufuhr Übelkeit, Müdigkeit, Bauchschmerzen, Haarverlust, Appetitverlust und andere Probleme verringert werden könnten.

L-Carnithin

L-Carnithin scheint sich bei Pankreaskarzinom-Patienten günstig auf die Lebensqualität und die Gesamtüberlebenszeit auszuwirken.

Vitamin C

Zu Vitamin C liegen widersprüchliche Daten vor. Inwiefern die zusätzliche Einnahme von Vitamin C Auswirkungen auf die Mortalität, etwa bei Mammakarzinom-Patientinnen, hat, ist fraglich. Sowohl Vitamin C als auch Vitamin E können die Wirkung von Chemotherapien schwächen.

Ein Zuviel an Vitaminen kann auch schädlich sein

Einen Mangel an Vitaminen und Mineralien auszugleichen, ist sicher sinnvoll. Infolge übermäßiger Anwendung von Vitamin- und Mineralsupplementen kommt es allerdings oftmals zu Überdosierungen. Beta-Karotin (Vorstufe von Vitamin A), Vitamin E und Vitamin A oberhalb der täglich empfohlenen Dosis gehen mit einer erhöhten Sterblichkeit einher. Vitamin-B-Präparate werden häufig zur Prävention von Krebs eingenommen. Eine aktuelle Studie zeigt, dass sich der Nutzen bei einer zu hohen Dosierung eher in Schaden wandelt. Die zusätzliche Einnahme von Vitamin B (B 6 und B 12) hat in Studien zur Erhöhung des Risikos von Lungenkrebs geführt.

Eine Einnahme von Beta-Karotin erhöht das Risiko für Lungenkarzinome bei Rauchern. Eine Zufuhr von Vitamin E erhöht das Risiko für Prostatakarzinome bei gesunden Männern sowie die Gesamtmortalität.

Die ungezielte Einnahme von Vitaminen, Mineralien und anderen Substanzen ist in den meisten Fällen nicht vorteilhaft. Die zusätzliche Einnahme hat eher nachteilige Effekte ergeben, die sogar zu einer erhöhten Sterblichkeit führen können. Die Grundlage einer ausreichenden Versorgung des Organismus mit Vitaminen, Mineralien und essenziellen Aminosäuren sollte immer durch eine ausgewogene Ernährung gesichert werden. Keinesfalls jedoch durch eine primäre Einnahme von Nahrungsergänzungsmitteln. Lediglich die Zufuhr von Vitamin D und Selen kann bei Krebspatienten als sinnvoll betrachtet werden. Beide Substanzen sind in zahlreichen Stoffwechselprozessen involviert und spielen bei der Wirkung der Zytostatika, Hormon- und Antikörpertherapien eine Rolle.

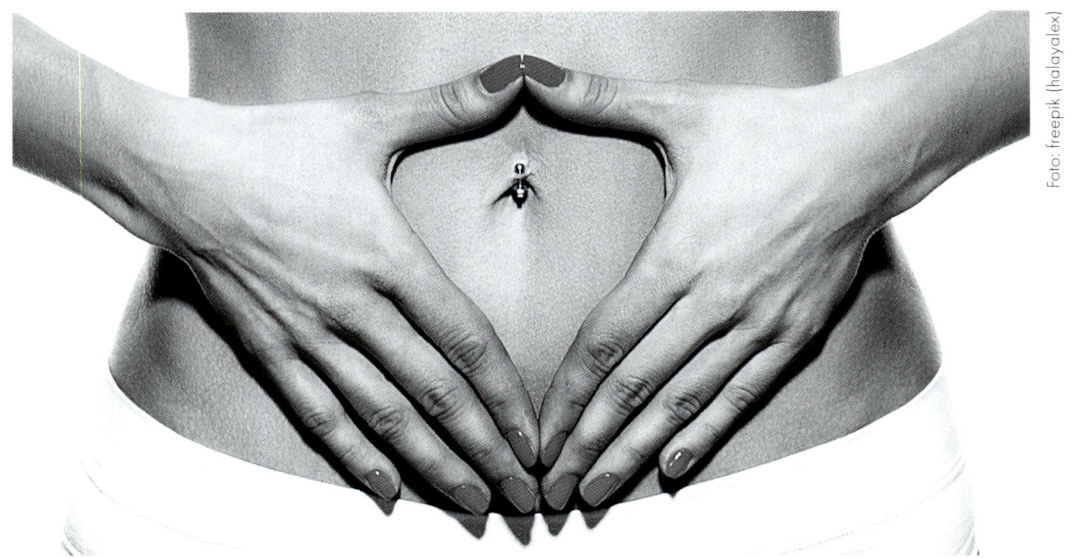
Foto: freepik (halayalex)

Krebsdiäten

Das sagt das Deutsche Krebsforschungszentrum in Heidelberg

Heilfasten nach Buchinger oder die Kur nach F. X. Mayr:
Für Gesunde vertretbar, aber nicht geeignet für schwerkranke Krebspatienten oder gar während einer Krebstherapie.

„Krebskur total" nach Breuss oder die Gerson-Diät:
Werden von dem Krebsforschungszentrum aufgrund ihrer radikalen Einseitigkeit sogar als gefährlich eingestuft.

Ketogene Diät oder auch Low-Carb-Diät:
Die Wirkung dieser Kostform mit extrem wenig Kohlenhydraten, viel Fett und Eiweiß ist bei weitem noch nicht so gut untersucht, wie die

Anbieter es darlegen. Ein Effekt des Entzugs von Kohlenhydraten oder von „Zucker" auf das Tumorwachstum ist bisher noch nicht nachweisbar.

Vegane Ernährung:
Bei der Umstellung auf streng vegane Ernährung muss zumindest zu Beginn mit einer Gewichtsabnahme gerechnet werden – dies können sich viele Tumorkranke nicht leisten.

Mikronährstoffe und Nahrungsergänzungsmittel: Mehr hilft nicht mehr!

Mehr noch als bei Gesunden sollte bei Tumorpatienten darauf geachtet werden, dass eine ausreichende Zufuhr von Mikronährstoffen gesichert ist. Die Zufuhr an essenziellen Nährstoffen sollte sich dabei aber neben dem individuellen Bedarf an den Empfehlungen für Gesunde orientieren und weder über- noch unterschritten werden. Auch bei der Rezidivprophylaxe rät die S3-Leitlinie zur klinischen Ernährung in der Onkologie von der Einnahme von Nahrungsergänzungsmitteln und Mikronährstoffpräparaten ab.

Kurzzeitfasten – vielversprechender Ansatz

Möglicherweise macht Kurzzeitfasten eine Vielzahl von Chemotherapeutika wirksamer und verträglicher. Darauf weisen zahlreiche und überzeugende präklinische Daten und auch klinische Studien hin. Ein die Chemotherapie begleitendes Kurzzeitfasten könnte laut klinischer Studienevidenz eine vielversprechende Strategie sein, um deren Effektivität und Verträglichkeit zu erhöhen. Zudem gibt es Hinweise aus präklinischen Daten, dass Kurzzeitfasten auch die Wirkung von Radiotherapie und von Tyrosinkinase-Inhibitoren erhöhen könnte.

Derzeit ist es jedoch noch zu früh, um eine definitive Aussage über eine mögliche Wirkung und den Stellenwert des Kurzzeitfastens zu machen. Aufgrund der hohen Risiken für Gewichtsverlust und Mangelernährung sollten Patienten nicht eigenmächtig fasten. Bitte zuvor immer erst Rücksprache mit den behandelnden Ärzten halten.

(DKFZ Heidelberg)

Ganzheitliche Ansätze in der Krebstherapie

die mit einer längeren Überlebenszeit einhergehen

- **Entspannungsverfahren** (Meditation, Hypnose, Biofeedback, PMR, Autogenes Training, Yoga, Qigong, ...)
- **Imaginationsverfahren** (z.B. Vorstellung, der Tumor wird aufgefressen)
- **Ernährungsumstellung**
- **Sport**
- **Soziale Unterstützung**

Das Erlernen und Umsetzen von **Entspannungsverfahren**, Meditation, Hypnose, Biofeedback, Progressiver Muskel-Relaxation (PMR), Autogenem Training, Yoga, Tai-Chi ... hilft Ihnen, besser mit der Therapie zurechtzukommen und Ihre Überlebenschancen zu erhöhen. Dabei ist es unerheblich, welches Verfahren Sie anwenden. Suchen Sie sich das aus, was Ihnen am besten zusagt und was Ihnen Spaß macht.

Das **Imaginationsverfahren** hilft Ihrer Vorstellungskraft dabei, immunkompetente Zellen zu aktivieren – denken Sie nur an das Beispiel mit der Zitrone.

Gesunde Ernährung und sportliche Betätigung unterstützen Sie, um das Fatigue-Syndrom (anhaltende Müdigkeit, Erschöpfung und Antriebslosigkeit) in den Griff zu bekommen.

Moderater Sport geht allen Untersuchungen nach mit einer längeren Überlebenszeit einher.

Nutzen Sie Ihre **sozialen Beziehungen** aus. Pflegen Sie Freundschaften und Geselligkeit, und binden Sie Ihr gesamtes Umfeld mit ein. Sprechen Sie Ihre Probleme an, geben Sie Ihrem Gegenüber aber auch die Möglichkeit, Ihnen mitzuteilen, wenn es ihm/ihr zu viel wird. Die Reaktion Ihrer Umgebung ist nicht immer adäquat. Ihre Probleme können oft von Angehörigen, Freunden und Bekannten nicht nachvollzogen werden. Beziehungen in der Partnerschaft oder in der Ehe können sich verschlechtern und scheitern. Manchmal ist eine emotionale Distanz oder Trennung besser, als eine belastende Situation weiter zu ertragen, es nützt Ihrem Immunsystem sicher nicht. Auch mir ist es so ergangen und ich habe mich von einigen „Freunden" getrennt.

Wichtig ist in diesen Situationen die Kommunikation mit Ihrem Umfeld. Sprechen Sie Ihre Probleme an, aber hören Sie bitte auch zu, wenn es Ihr Umfeld belastet. Als Nichtbetroffene sagen Sie es dem Erkrankten, wenn es für Sie nicht erträglich ist. Nur wenn man darüber redet, hat man die Chance, die Situation zu entspannen.

Gefährlich ist die Situation des gemeinsamen Schweigens, der/die Betroffene möchte seine Umgebung nicht belasten und schweigt. Am Anfang der Diagnose kann so etwas durchaus vorkommen. Auch ich habe erst einmal geschwiegen. Ich musste es erst einmal für mich verarbeiten. Aber dann habe ich mich anderen gegenüber geöffnet. Jeder muss für sich seinen Weg finden, wie er damit umgeht. Auch Sie werden ihn finden.

Alle diese Maßnahmen kosten kein Geld.
Das können Sie jetzt sofort umsetzen.
Fangen Sie jetzt an, es ist nie zu spät dafür.

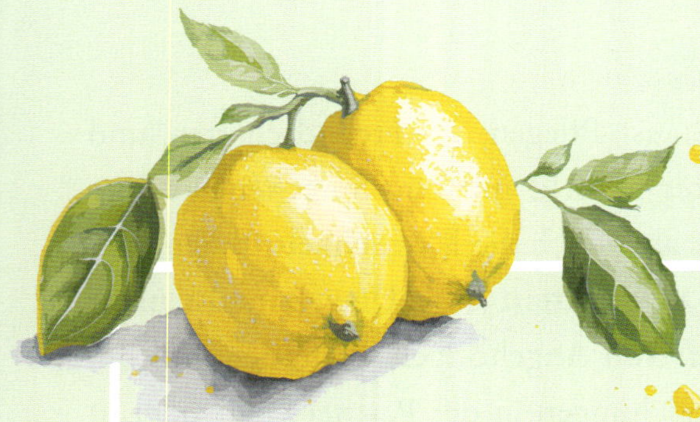

Nicht jede Alternative hilft.

Ein Fund aus dem sozialen Netzwerk Facebook:

„Hallo zusammen, hier ist der Mann von Michaela und ich muss Euch leider mitteilen, dass meine Frau den Kampf gegen den Krebs nach elf Jahren verloren hat.

Bedauerlicherweise haben alle Alternativen nichts bewirkt. Allerdings denke ich, wenn sie nicht immer positiv gedacht und nach vorn geschaut hätte, wären es sicher keine elf Jahre geworden. Ich drücke hier allen die Daumen, und keine/keiner soll den Mut verlieren. Gebt alles und sucht weiter nach Alternativen!“

Hygiene für Krebsbetroffene

Grippaler Infekt oder Grippe? Grippe-Impfung?

Die Begriffe „grippaler Infekt“ und „Grippe“ werden im allgemeinen Sprachgebrauch häufig undifferenziert verwendet. Beide Begriffe bezeichnen Erkrankungen mit völlig unterschiedlichen Auswirkungen und Gefahren für die Gesundheit.

Der grippale Infekt bezeichnet eine harmlose, banale Erkältungskrankheit mit Schnupfen, Husten und Allgemeinbeschwerden. Mehr als 200 verschiedene Virusarten können diese Erkrankung hervorrufen. Eine Impfung dagegen ist nicht möglich, und man kann deshalb auch mehrmals hintereinander erkältet sein. Millionen von Erkältungsviren wechseln bei jedem Husten oder Niesen und mit jedem Handschlag den Besitzer. Zum Glück sind diese Krankheiten in der Regel nicht lebensbedrohlich. Die Inkubationszeit beträgt ein bis drei Tage und die Erkrankung dauert zwischen drei und fünf Tagen. Ansteckend sind Sie bereits kurz vor Ausbruch der Erkrankung.

Die echte Grippe, vom Influenzavirus verursacht, hat meist eine schwere und wochenlange Erkrankung zur Folge. Die Genesung kann sich über viele Wochen hinziehen. Die Übertragung erfolgt, wie bei der Erkältung, durch Tröpfchen (Niesen, Husten) und Händeschütteln. Sie beginnt ein bis fünf Tage nach der Infektion mit heftigem und schwerem allgemeinen Krankheitsgefühl. Meist gefolgt von hohem Fieber und starker Beeinträchtigung des Allgemeinbefindens. Während einer Grippe-Infektion besteht zudem eine höhere Anfälligkeit gegenüber anderen Erkrankungen, wie schwere Lungenentzündungen und Herzmuskelentzündungen. Die Ansteckungsgefahr ist hoch und beginnt kurz nach den ersten Krankheitssymptomen bis eine Woche nach dem Krankheitsausbruch.

Influenza (die echte Grippe) ist die am meisten unterschätzte Infektionskrankheit! Die wichtigste und wirksamste prophylaktische Maßnahme gegen diese echte Virusgrippe ist die Impfung. Schützen Sie sich vor der echten Virusgrippe!

Grippe-Impfung – für wen?

Impfen lassen sollten sich alle Menschen mit beruflich bedingtem, häufigem Kontakt zu anderen sowie alle über 60-Jährigen, Personen mit starker Stressbelastung, mit Infektionsgefährdung, Herz- und Kreislauferkrankungen, chronischen Erkrankungen der Atemwege und chronischen Nierenerkrankungen, Diabetiker und Personen mit anderen Stoffwechselerkrankungen, mit Immundefekten, Bluterkrankungen (Anämie) und Tumorerkrankungen.

Infektionen vermeiden. Was können Sie vorbeugend tun?

Hauptübertragungswege bei SARS-CoV-2 (Coronavirus) sind die Aerosole über die Atemwege. Deshalb ist ein entsprechender Mundschutz nötig, um Infekte zu vermeiden. Wo die Grippe-Viren lauern: Sie überleben auf nahezu jeder Oberfläche, auf Händen, auf Toilettensitzen, im Imbiss, unter Schuhsohlen, auf Türgriffen, auf PC-Tastaturen! Mit jedem Händeschütteln können sie übertragen werden. Sind die Keime erst einmal auf die Hände gelangt, ist es nur eine Frage der Zeit, bis Sie sich mal an die Nase greifen oder am Auge reiben und die Viren an ihr neues Ziel bringen. Ohne es wahrzunehmen, greifen sich viele Menschen stündlich bis zu dreimal an die Nase, noch häufiger reibt man sich die Augen. Hygiene ist dabei oberstes Gebot, häufiges Händewaschen und: am besten keine Hände schütteln!

Auf Türklinken, auf Haltegriffen in öffentlichen Verkehrsmitteln, auf Händen überleben Viren bis zu 24 Stunden. Am besten in der kritischen Zeit Handschuhe tragen und diese erst am Ankunftsort ausziehen. In öffentlichen Toiletten Türgriffe immer mit einem Papiertuch anfassen. Knöpfe im Aufzug nicht mit der Fingerkuppe drücken, sondern mit dem Fingerknöchel.

Auch auf Geschirr lauern Viren. Eine Untersuchung brachte hervor, dass die Hälfte der Studienteilnehmer eine Erkältung bekommen hat, nachdem sie kontaminierte Kaffeetassenhenkel berührt hatte. Deshalb: gebrauchtes Geschirr im Winter meiden oder mit Handschuhen anfassen. Auf Kämmen, Handtüchern und Zahnbürsten fühlen sich die Viren besonders wohl. Bis zu zwei Tage können sie im Badezimmer-Klima überleben. Jeder sollte eigene Hygieneartikel benutzen, und auf die gemeinsame Nutzung von Handtüchern sollte man verzichten.

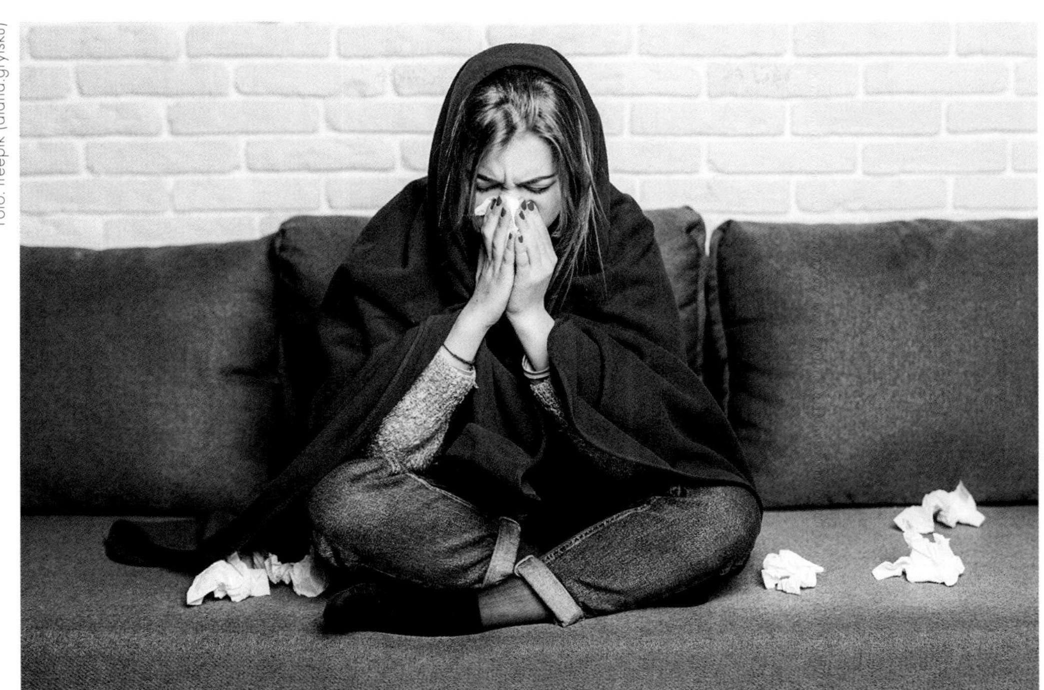

Foto: freepik (diana.grytsku)

Im Kino oder Theater nicht vorne sitzen! Tausende von Viren werden beim Husten und Niesen mit Orkanstärke (bis zu 160 km/h) nach vorne geschleudert. In den hinteren Reihen ist die Belastung geringer.

Bei Arztbesuchen lauert die größte Gefahr. Auf den ausgelegten Zeitschriften im Wartezimmer können die Viren bis zu zwölf Stunden überleben. Lieber eigene Lektüre mitnehmen! Haltegriffe an Einkaufswagen sind sehr oft nicht nur mit harmlosen Krankheitserregern kontaminiert. Desinfizieren Sie den Haltegriff oder ziehen Sie Handschuhe an.

Vermeiden Sie kalte Füße. Sonst vermindern Sie die Durchblutung der Schleimhäute im Nasen- und Rachenbereich, und die natürliche Schleimbarriere wird gestört. Dadurch können sich vor allem im Winter überall vorhandene Viren in einem geschwächten Immunsystem ungehindert ausbreiten.

Stärken Sie Ihr Immunsystem! Je stärker Ihr Abwehrsystem ist, desto besser kann sich Ihr Körper gegen Krankheitserreger wehren. Eine vitaminreiche, gesunde Ernährung stärkt die Abwehrkräfte. Essen Sie ausreichend Obst und Gemüse!

Und wenn Sie schon erkältet sind

Verwenden Sie in dieser Zeit Einmaltaschentücher. Diese sind nach Benutzung sofort zu entsorgen. Stofftaschentücher sind ein ausgezeichnetes Reservoir für die Erreger. Geben Sie Dritten nicht die Hand! Weisen Sie darauf hin, dass Sie erkältet sind. Vermeiden Sie es, sich die Nase zu putzen und anschließend im Auge zu reiben. Damit schaden Sie sich und bekommen noch eine Augenentzündung dazu.

Niesen nicht unterdrücken! Niesen ist ein Schutzreflex. Beim Niesen werden Viren und Bakterien herausgeschleudert, und die Nase wird gereinigt. Bei „halbherzigem" Niesen baut sich in den Nasenhöhlen ein Druck auf, und die Krankheitserreger werden in die Nasennebenhöhlen gedrückt.

Nase richtig putzen! Immer ein Nasenloch zuhalten und das andere dann freischnäuzen. Benutzen Sie jedes Mal ein frisches Papiertaschentuch, so können Sie verhindern, dass alte Erreger wieder in die Nase zurückgelangen. Husten und Niesen Sie nicht in die Hand, sondern immer in die Ellenbeuge.

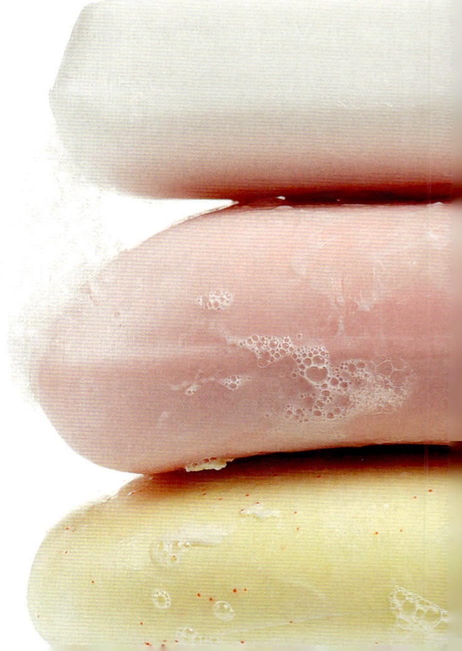

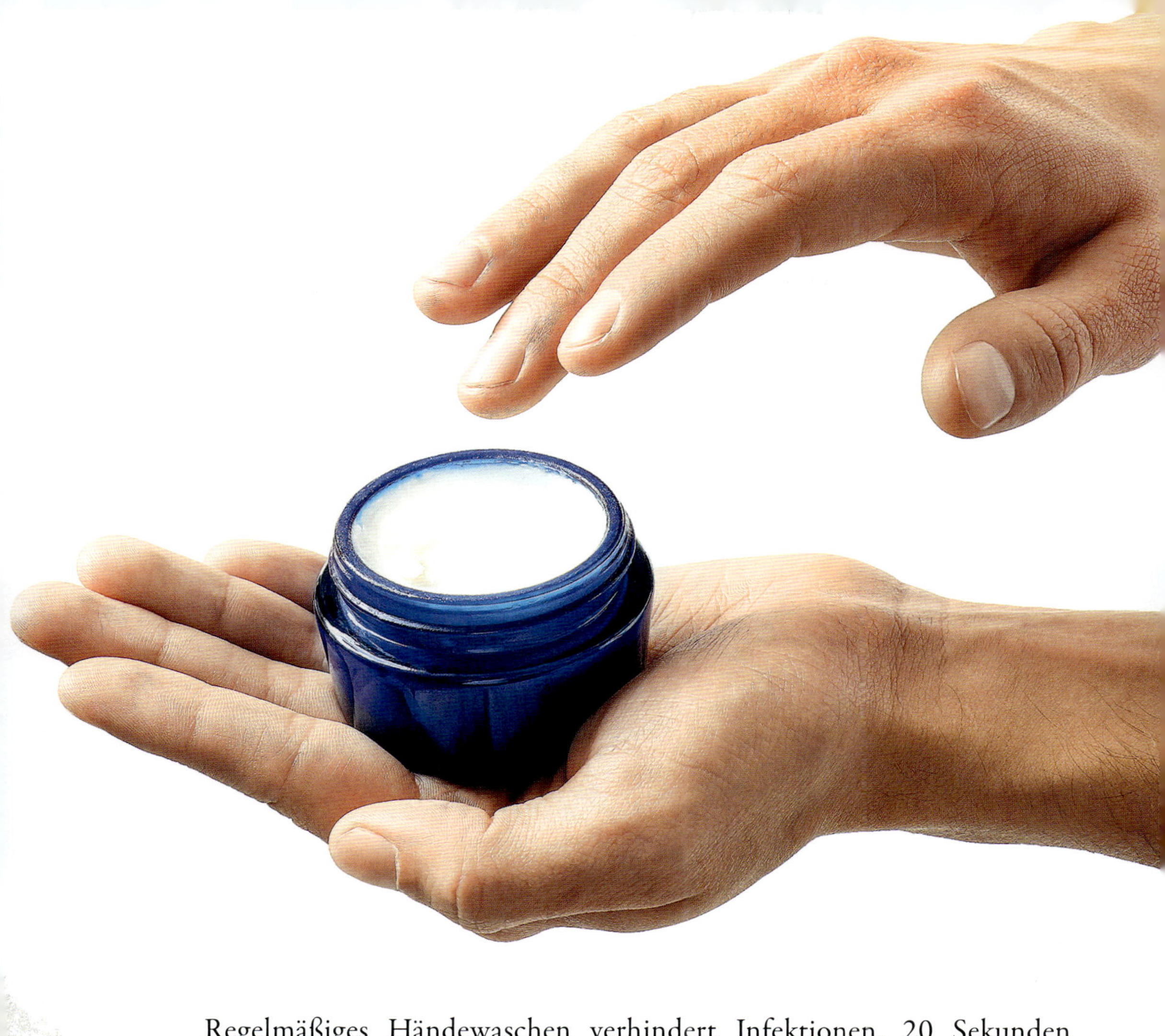

Regelmäßiges Händewaschen verhindert Infektionen. 20 Sekunden gründliches Waschen mit Wasser und Seife und das Berücksichtigen der oben erwähnten Maßnahmen kann Sie vor Infekten schützen. Händewaschen ist besser als der Einsatz von Desinfektionsmittel. Desinfektionsmittel kann man verwenden, wenn kein Wasser zur Verfügung steht. Vom häufigen Waschen können die Hände rissig werden. Deshalb ist es sinnvoll, die Hände mit Handcreme zu pflegen.

Auch wenn Sie schon erkältet sind, verhindern Sie damit eine weitere Ansteckung anderer oder einen Re-Infekt.

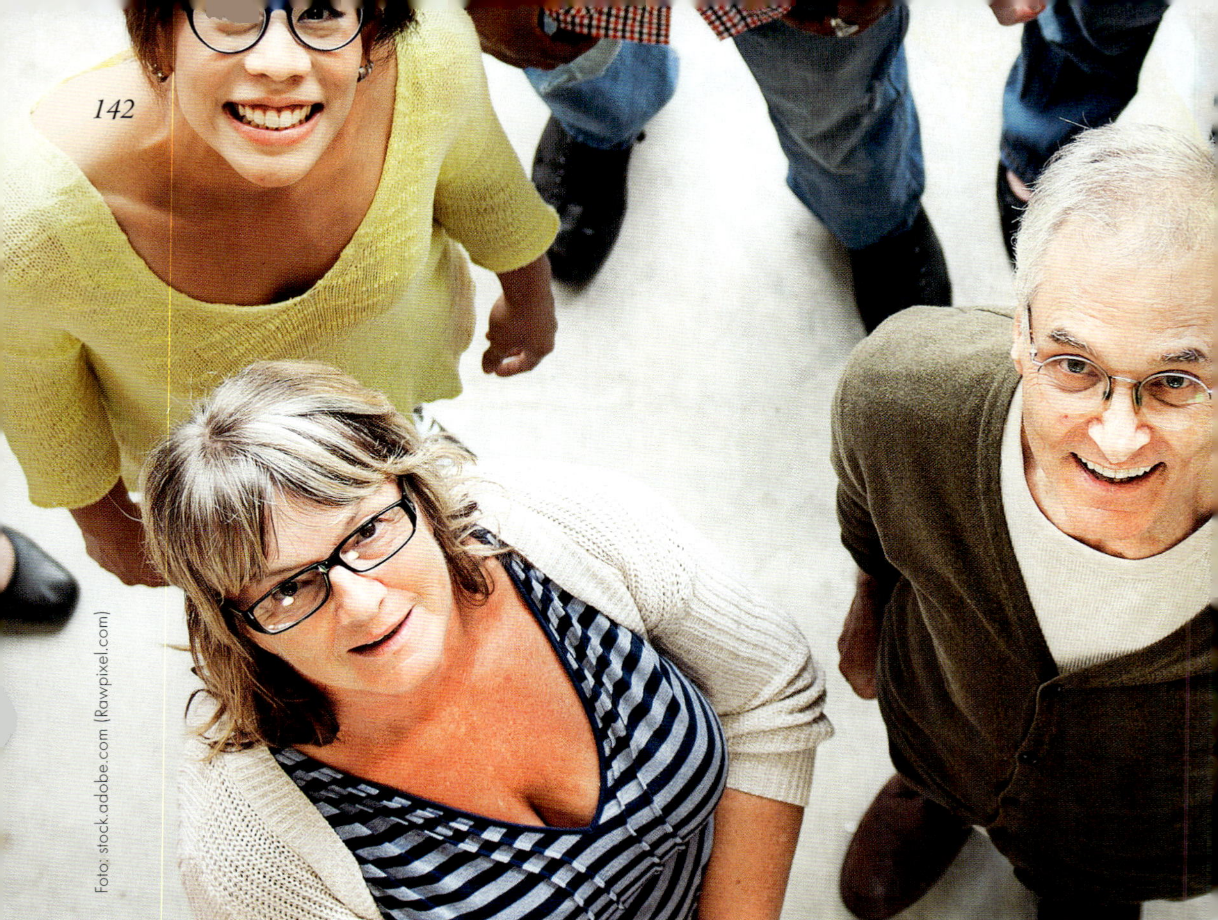

Foto: stock.adobe.com (Rawpixel.com)

Krebs – ich und die anderen

Aspekte der Kommunikation und unseres Miteinanders

Die Erkrankung Krebs begegnet uns nahezu täglich – doch wir sprechen wenig darüber, weder über unsere eigenen Ängste oder Erkrankungen noch mit anderen über deren Situation. Es fällt uns schwer, angemessene Worte zu finden. Haben wir selbst Angst vor einer Erkrankung, behalten wir es häufig für uns, weil wir nicht als überempfindlich gelten oder niemanden belasten wollen. Sind wir selbst erkrankt, dann gehen wir häufig nicht offen damit um, weil wir Sorge haben, auf die Erkrankung reduziert zu werden, in die soziale Isolation zu geraten oder anderweitige Nachteile zu erleiden. Vermuten wir bei anderen eine Erkrankung, dann wagen wir nicht, danach zu fragen – und Arbeitgeber dürfen es auch gar

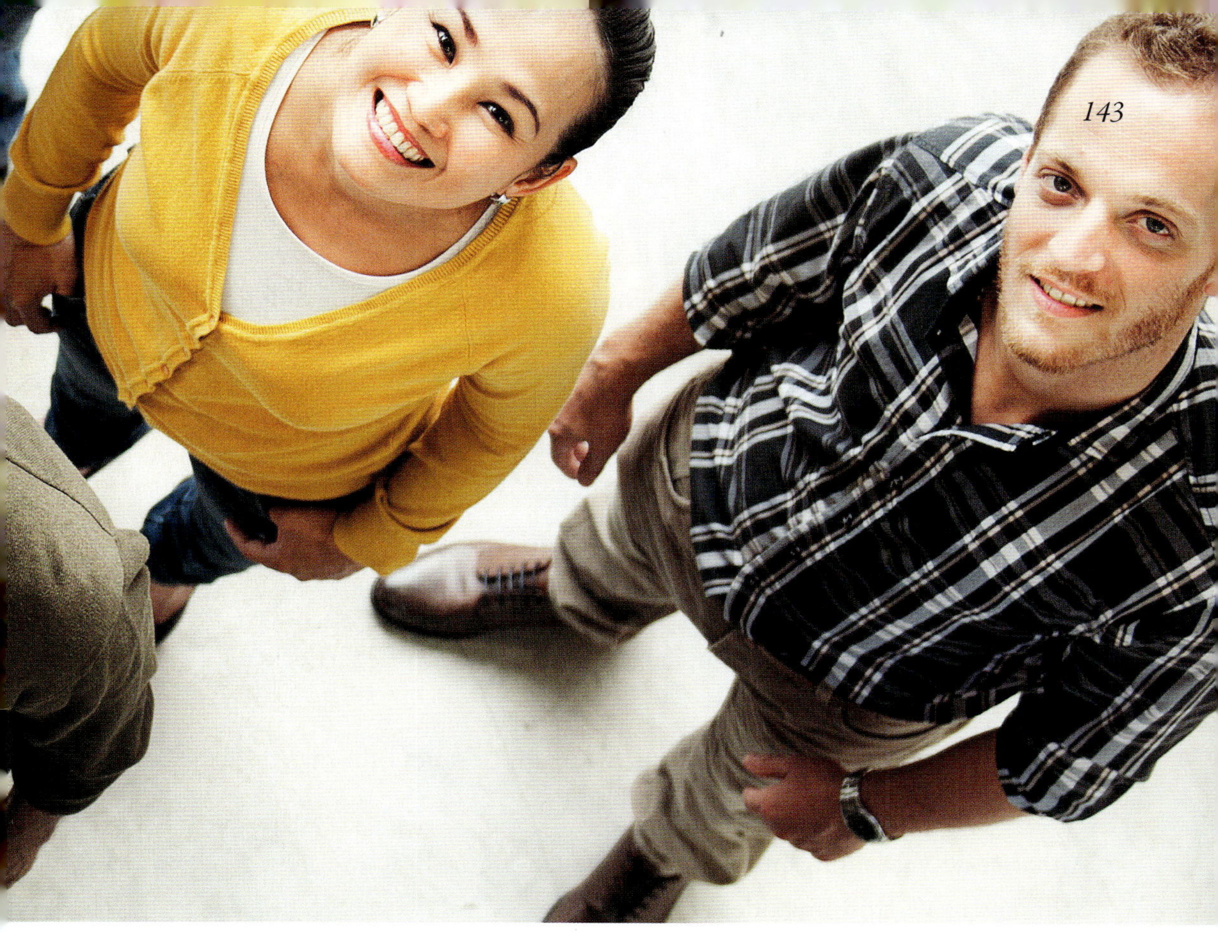

nicht. Wissen wir von der Erkrankung anderer, scheuen wir uns, das anzusprechen, weil wir ratlos sind, wie wir hilfreich sein und uns angemessen ausdrücken oder verhalten können. Um diese Aspekte unseres Miteinanders soll es nun gehen.

Wie erkenne ich eine mögliche Krebserkrankung – bei mir und anderen?

Es gibt Symptome, die auf eine Krebserkrankung hinweisen können. Aber bei weitem nicht jedes Symptom hat seine Ursache in einem Tumor. Ganz im Gegenteil: Das Meiste stellt sich als harmlos und gut behandelbar heraus. Die Meisten von uns neigen dazu, immer erst einmal das Schlimmste zu vermuten. Stellen Sie eine Veränderung an Ihrem Körper oder in Ihrem Wohlbefinden fest – oder bei jemand anderem –, dann gehen Sie erst einmal davon aus, dass es nichts Schlimmes ist. Wenn Sie in Sorge sind, dann lassen Sie es unbedingt abklären, um Klarheit zu bekommen. Eine diffuse Angst, krank zu sein, ist nicht nur quälend und belastend, sie kann sogar krank machen. Wenn Sie Bedenken haben, dass jemand an Krebs erkrankt sein könnte, sollten Sie die Person ermutigen, einen Arzt aufzusuchen. Welche allgemeinen Anzeichen und Symptome können auf eine mögliche Krebserkrankung hindeuten – oder auf etwas anderes?

Hier sind einige häufige Anzeichen einer möglichen Erkrankung:

1. Veränderungen der Haut, wie Hautausschläge, Verdickungen, Verfärbungen oder Wunden, die nicht heilen.
2. Knoten oder Schwellungen, die sich unter der Haut bilden.
3. Veränderungen in Größe, Form, Farbe oder Textur von Leberflecken, Muttermalen und Warzen.
4. Ungewöhnliche Blutungen oder Ausfluss, zum Beispiel Blut im Stuhl, im Urin oder blutiger Auswurf beim Husten.
5. Anhaltende Verdauungsprobleme wie Magen-Darm-Beschwerden, Schmerzen, Verstopfung oder Durchfall.
6. Unerklärlicher Gewichtsverlust oder Appetitlosigkeit.
7. Anhaltender Husten, Heiserkeit oder Atembeschwerden.
8. Anhaltende Müdigkeit, Erschöpfung oder allgemeines Unwohlsein.
9. Veränderungen in der Blase oder im Harntrakt, die sich durch Schmerzen, häufiges Wasserlassen oder Schwierigkeiten beim Wasserlassen äußern.
10. Unerklärliche Schmerzen, die nicht nachlassen.

Während man Symptome bei sich selbst schnell realisiert, ist die Einschätzung der gesundheitlichen Situation anderer Menschen schwierig. Dazu hier noch ein paar Hinweise. Stellen Sie sich und/oder der Person folgende Fragen:

1. Gibt es Veränderungen im Appetit: Hat die Person deutlich Gewicht verloren oder zugenommen? Hat sich ihr Essverhalten verändert?
2. Klagt die Person andauernd über Müdigkeit, Schlappheit und Energiemangel oder merken Sie ihr an, dass sie nicht so fit ist?

3. Stellen Sie bei der Person Veränderungen der Stimmung oder des emotionalen Zustands fest? Menschen mit schweren Erkrankungen sind häufiger gereizt, ängstlich oder depressiv oder ziehen sich zurück.
4. Spricht die Person von körperlichen Veränderungen oder beobachten Sie Derartiges? Das können Schwierigkeiten bei der Ausführung alltäglicher Aufgaben sein, Bewegungseinschränkungen oder Probleme mit der Koordination.
5. Wie sieht die Person aus, hat sich ihr Äußeres verändert? Ein deutlicher Verlust an Haaren, Hautveränderungen oder sichtbare Veränderungen im Körperbau können auf Krankheiten hinweisen.
6. Klagt die Person anhaltend über Schmerzen oder körperliche Beschwerden?

Manche Krebsarten können auch asymptomatisch sein und verursachen erst im fortgeschrittenen Stadium Symptome. Deshalb sind Vorsorgeuntersuchungen wichtig.

Noch mal: Derartige Symptome weisen nicht zwangsläufig auf Krebs hin, aber sie können ein Anlass für eine medizinische Abklärung sein. Bei einem Verdacht auf eine Krebserkrankung ist es immer ratsam, einen Arzt aufzusuchen, der eine gründliche Untersuchung durchführen kann, die Klarheit verschafft. So können entweder unnötige Ängste beseitigt oder im Falle eines Befundes frühzeitig geeignete medizinische Maßnahmen eingeleitet werden.

Das Thema Krebs im beruflichen Umfeld

Im beruflichen Umfeld mit dem Thema Krebs umzugehen, ist ungleich schwieriger. Abgesehen von allen anderen Hemmnissen, die Betroffene daran hindern, mit einer eigenen Erkrankung offen umzugehen, kommt im beruflichen Umfeld hinzu, dass Betroffene befürchten können, Nachteile zu erleiden. Dabei kann es hilfreich sein, transparent zu kommunizieren, um Verständnis zu schaffen.

Sie haben die Vermutung, dass jemand in Ihrem beruflichen Umfeld mit einer schweren Erkrankung oder Krebserkrankung zu tun hat? Welche Hinweise dafür gibt es?

1. **Häufige Abwesenheit:** Wenn ein Kollege häufig abwesend ist, kann dies ein Anzeichen dafür sein, dass er mit einer ernsthaften Erkrankung wie Krebs zu kämpfen hat. Termine für Behandlungen, Arztbesuche oder Krankenhausaufenthalte könnten zu regelmäßigen Abwesenheiten führen.
2. **Körperliche Veränderungen:** Einige Krebsarten können zu körperlichen Veränderungen führen. Wenn man bemerkt, dass ein Kollege Gewicht verliert, an Körpermasse oder Muskeltonus abnimmt, Haarausfall hat oder Hautveränderungen zeigt, könnte dies auf eine mögliche Erkrankung hinweisen.
3. **Erschöpfung und Energiemangel:** Menschen, die mit Krebs kämpfen, erleben oft eine starke Müdigkeit und Erschöpfung. Wenn Kollegen häufig müde oder energielos wirken, vielleicht nicht mehr die gewohnte Arbeitsleistung zeigen, dann könnte dies ein Hinweis darauf sein, dass eine Krankheit wie Krebs vorliegt.
4. **Veränderungen im Arbeitsverhalten:** Krebsbehandlungen wie Chemotherapie oder Strahlentherapie können körperlich und emotional belastend sein. Ein Kollege, der normalerweise produktiv und engagiert ist, könnte aufgrund der Krankheit und Behandlung möglicherweise Veränderungen im Arbeitsverhalten zeigen, wie zum Beispiel verminderter Antrieb oder Konzentrationsschwierigkeiten.

5. **Sichtbare medizinische Hilfsmittel:** Einige Krebspatienten verwenden während der Behandlung medizinische Hilfsmittel wie Perücken, Schals, Kompressionsstrümpfe oder andere Geräte. Solche Hilfsmittel können Hinweise darauf sein, dass jemand mit einer Krebserkrankung zu tun hat.

Es ist wichtig, sensibel und respektvoll mit diesen Anzeichen umzugehen. Wenn man vermutet, dass jemand an Krebs erkrankt sein könnte, sollte man seine Privatsphäre respektieren und keine unangemessenen Fragen stellen. Es ist am besten, Mitgefühl und Unterstützung anzubieten und Verständnis für etwaige Veränderungen oder Bedürfnisse zu zeigen.

Wie kann ich mich einem Krebskranken gegenüber verhalten?

Im Umgang mit Krebskranken ist es wichtig, einfühlsam, unterstützend und respektvoll zu sein. Hier sind einige Empfehlungen, wie man sich verhalten sollte:

1. **Kommunikation anbieten:** Bieten Sie dem Krebskranken an, dass er offen über seine Situation sprechen kann, wenn er das möchte. Zeigen Sie Interesse an seinem Wohlergehen und fragen Sie ihn, wie Sie ihn unterstützen können.

2. **Zeigen Sie Mitgefühl:** Zeigen Sie dem Krebskranken, dass Sie für ihn da sind und Mitgefühl für seine Situation haben. Hören Sie aktiv zu und zeigen Sie Verständnis für seine Emotionen und Herausforderungen. Ermutigen Sie Ihr Gegenüber, über seine Gefühle zu sprechen, wenn es das möchte.

3. **Respektieren Sie die Privatsphäre:** Manche Menschen möchten ihre Krebserkrankung privat halten. Respektieren Sie das. Stellen Sie keine neugierigen oder unangemessenen Fragen und respektieren Sie Grenzen.

4. **Bieten Sie Unterstützung an:** Fragen Sie den Krebskranken, wie Sie ihm helfen können. Das kann praktische Unterstützung im Alltag sein – wie Einkäufe erledigen oder Fahrten zu Arztterminen – und auch emotionale Unterstützung, indem Sie einfach da sind, um zuzuhören. Bieten Sie gemeinsame Aktivitäten an, die Freude bereiten.

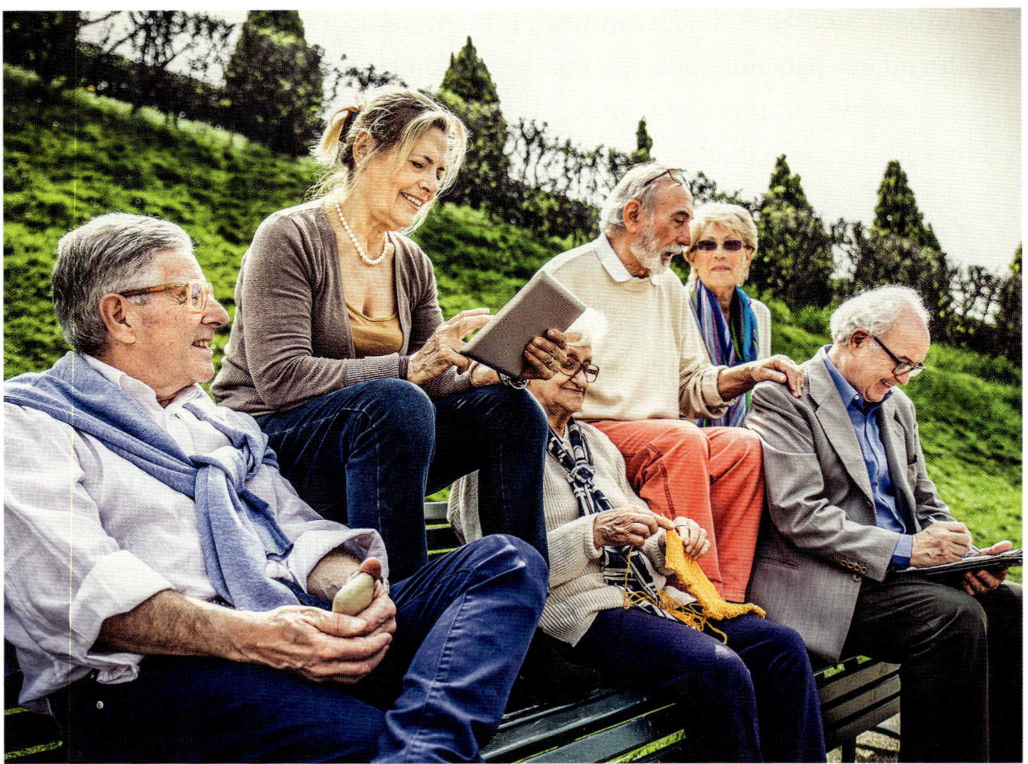

Foto: stock.adobe.com (oneinchpunch)

5. **Seien Sie aufmerksam und geduldig:** Krebsbehandlungen können physisch und emotional belastend sein. Seien Sie aufmerksam für die Bedürfnisse des Krebskranken und zeigen Sie Geduld, wenn er nicht so kann, wie er gerne möchte und wie Sie es erwarten, wenn er erschöpft ist, sich nicht konzentrieren kann und seine Stimmung schwankt.
6. **Vermeiden Sie es, Ratschläge zu geben:** Es ist wichtig zu verstehen, dass jeder Krebskranke seine eigene individuelle Erfahrung hat. Geben Sie nicht ungefragt Ratschläge und urteilen Sie nicht über Entscheidungen des Kranken. Jeder geht mit seiner Erkrankung auf seine eigene Weise um.
7. **Informieren Sie sich über Krebs:** Bildung und Wissen über Krebs können Ihnen helfen, besser zu verstehen, was der Betroffene durchmacht. Informieren Sie sich über die Art des Krebses, die Behandlungsmöglichkeiten und die möglichen Nebenwirkungen, um Verständnis und Empathie zu entwickeln.

8. **Beachten Sie die Bedürfnisse des Einzelnen:** Jeder Krebskranke ist individuell, und seine Bedürfnisse können sich von Tag zu Tag ändern. Fragen Sie den Betroffenen, was er braucht, und respektieren Sie seine Wünsche und Entscheidungen – auch wenn sie vielleicht widersprüchlich erscheinen.

Kommunikation und Einfühlungsvermögen sind der Schlüssel, um zu verstehen, wie man am besten unterstützen kann.

Unterstützung Krebskranker am Arbeitsplatz

Es gibt praktische Dinge, mit denen man einem Krebskranken helfen kann, wenn er während seiner Behandlung weiterarbeiten möchte:

1. **Flexibilität bei Arbeitsaufgaben:** Krebsbehandlungen können zu Erschöpfung und unvorhersehbaren Nebenwirkungen führen. Seien Sie bereit, Arbeitsaufgaben anzupassen. Unterstützen Sie dabei, einen Arbeitsplan zu entwickeln, der dem Krebsbetroffenen und seinen Bedürfnissen gerecht wird.
2. **Einbindung in soziale Aktivitäten:** Berücksichtigen Sie den krebskranken Kollegen bei sozialen Aktivitäten im Unternehmen, schließen Sie ihn nicht aus. Informieren Sie ihn über bevorstehende Veranstaltungen und laden Sie ihn ein, daran teilzunehmen. Achten Sie jedoch darauf, seine Bedürfnisse und Energielevel zu respektieren, und erzwingen Sie keine Teilnahme.
3. **Unterstützung im Umgang mit Emotionen:** Krebsbehandlungen können emotional belastend sein. Zeigen Sie Verständnis und Mitgefühl für mögliche Stimmungsschwankungen oder emotionale Herausforderungen, mit denen der Kollege möglicherweise konfrontiert ist. Bieten Sie an, immer für ein Gespräch zur Verfügung zu stehen, und ermutigen Sie Betroffene, sich bei Bedarf an Sie oder an verfügbare Unterstützungsressourcen zu wenden.
4. **Informationen bereitstellen:** Stellen Sie sicher, dass der krebskranke Kollege über Unternehmensrichtlinien bezüglich Krankheitsurlaub, flexible Arbeitszeiten und andere relevante Ressourcen informiert ist. Bieten Sie ihm Informationen über Unterstützungsprogramme oder Dienstleistungen an, die ihm helfen könnten, mit der Erkrankung umzugehen.

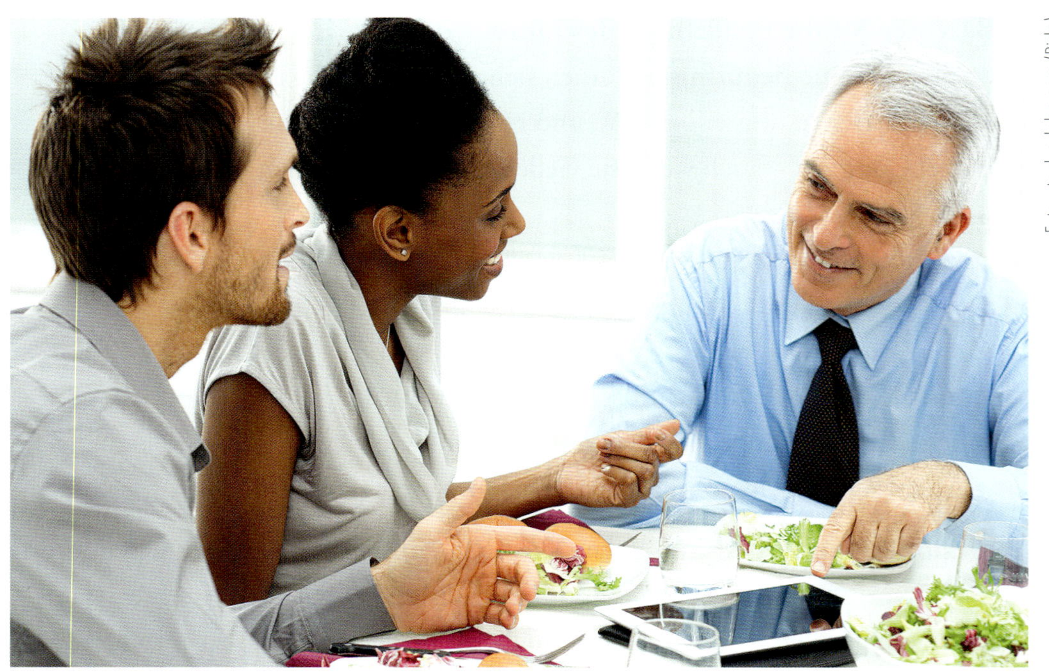

5. **Schaffen Sie ein respektvolles Arbeitsumfeld,** in dem Kollegen sich gegenseitig unterstützen und Rücksichtnahme zeigen. Sensibilisieren Sie das Team für die Bedürfnisse des krebskranken Kollegen und ermutigen Sie zu Solidarität und Unterstützung.

Letztlich ist es wichtig, dass Sie Ihren kollegialen Respekt und Empathie zeigen und auch verdeutlichen, dass Sie bereit sind, individuell auf die Bedürfnisse des Krebskranken einzugehen. Die Unterstützung kann einen positiven Einfluss auf den Therapieverlauf und die Betroffenen haben.

Begleitung durch eine herausfordernde Zeit

An der Seite eines krebskranken Menschen zu stehen – sei es im beruflichen oder im privaten Kontext – ist herausfordernd für alle Beteiligten. Das kann man tun:

1. **Für die Person da sein** und aktiv zuhören, wenn über Sorgen, Ängste oder Gefühle gesprochen wird. Geben Sie Betroffenen die Möglichkeit, Gedanken und Emotionen auszudrücken, ohne zu urteilen oder Ratschläge zu geben.

2. **Bieten Sie praktische Hilfe an:** Fragen Sie die Person, wie Sie ihr im Alltag helfen können. Das kann von kleinen Aufgaben wie Einkäufe oder Haushaltsarbeiten reichen über Fahrten zu Arztterminen, Kochen oder gemeinsamen Unternehmungen bis hin zu emotionaler Unterstützung.
3. **Begleitung zu Arztterminen:** Bieten Sie an, die Person zu Arztterminen oder Behandlungen zu begleiten, wenn sie das möchte. Dies kann Betroffenen Sicherheit geben. Es tut ihnen gut, wenn sie nicht allein durch diesen Prozess gehen müssen.
4. **Informieren Sie sich über die Krankheit:** Bildung über die spezifische Krebserkrankung, die Behandlungsmethoden und mögliche Nebenwirkungen kann Ihnen helfen, besser zu verstehen, was die Person durchmacht. Es ermöglicht Ihnen auch, gezielte und relevante Fragen zu stellen und angemessene Unterstützung anzubieten.
5. **Respektieren Sie individuelle Grenzen:** Jeder Mensch geht mit einer Krebserkrankung anders um und hat unterschiedliche Bedürfnisse. Respektieren Sie die Grenzen der Person und zwingen Sie sie nicht dazu, über ihre Erkrankung zu sprechen oder Hilfe anzunehmen, wenn sie das nicht möchte. Geben Sie der Person den Raum, ihre eigenen Entscheidungen zu treffen.
6. **Seien Sie einfühlsam und geduldig:** Krebsbehandlungen können physisch und emotional belastend sein. Zeigen Sie Verständnis für mögliche Stimmungsschwankungen. Bleiben Sie geduldig und unterstützend, auch wenn die Stimmung mal schlechter ist.
7. **Achten Sie auf Selbstfürsorge:** Erinnern Sie die Person daran, auf ihre körperliche und emotionale Gesundheit zu achten. Ermutigen Sie sie, sich Pausen zu nehmen, ausreichend Schlaf zu bekommen und sich mit positiven Aktivitäten oder Hobbys zu beschäftigen, die Freude bereiten.
8. **Achten Sie auch auf die eigene Selbstfürsorge.** Nehmen Sie sich Auszeiten, am besten, bevor es Ihnen zu viel wird. Wenn es Ihnen nicht gut geht, wenn Sie selbst am Ende sind, können Sie dem Krebskranken nur schwerlich

eine Hilfe sein. Haushalten Sie mit Ihren Ressourcen, damit Sie Ihre körperliche und mentale Stärke bewahren und dauerhaft unterstützend wirken können.

9. **Zeigen Sie Wertschätzung und strahlen Sie positive Energie aus:** Äußern Sie Ihre Wertschätzung für die Stärke und den Mut, den die Person zeigt. Geben Sie Hoffnung und ermutigen Sie, auch in schwierigen Zeiten positiv zu bleiben.

Ihre Unterstützung ist sehr viel wert und kann in der Bewältigung einer Krebserkrankung einen sehr starken positiven Effekt haben.

Wie gehe ich auf Menschen zu, die an Krebs erkrankt sind?

1. **Ganz normal!** Reden und sprechen Sie mit der Person wie immer.
2. **Kommunizieren Sie!**
3. **Thematisieren Sie die Krankheit nur dann,** wenn es gewünscht ist.
4. **Falls Sie es belastend finden,** über die Krankheit zu sprechen, kommunizieren Sie das.
5. **Rufen Sie die erkrankte Person auch dann an,** wenn es heißt, sie wolle keine Anrufe (ist manchmal am Anfang normal). Auch im Krankenhaus hat man 24 Stunden am Tag Zeit und freut sich über jeden Kontakt und Anruf.
6. **Binden Sie den Menschen in die berufliche und private Situation ein.** Die Kontakte zum Arbeitsplatz und im privaten Umfeld sind wichtig! Bieten Sie vielleicht auch kleine Arbeiten an, die von zu Hause erledigt werden können. Laden Sie Betroffene auch zu Festen ein: Firmenfeiern, Grillfeste, Geburtstagsfeste etc.
7. **Besuchen Sie Betroffene.** Ich komme an dem und dem ganz bestimmten Tag um diese Uhrzeit zum Kaffee vorbei. (Nicht: Möchtest Du, dass ich vorbeikomme …?) Machen Sie klare Ansagen! Unverbindliche Termine werden oft abgelehnt oder nie realisiert, weil Betroffene Sorge haben, andere zu belasten.

Foto: freepik

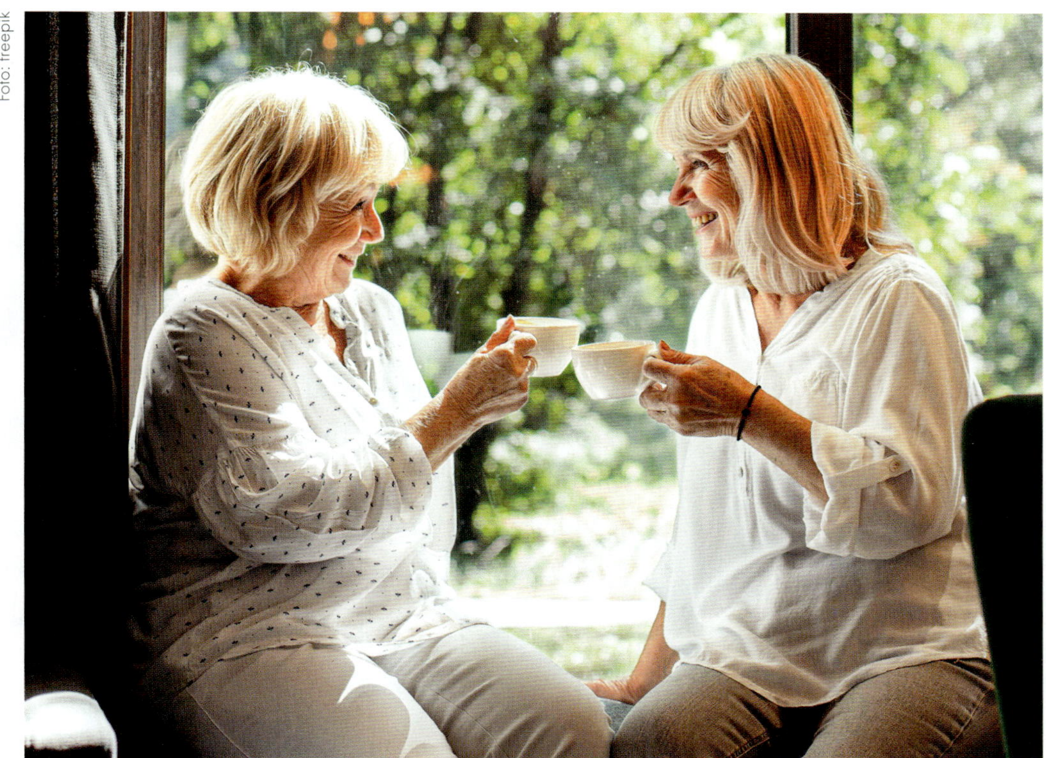

Gehen Sie möglichst normal mit Menschen um, die an Krebs erkrankt sind.

8. **Vermeiden Sie gute Ratschläge:** „Ich habe gehört, XY hatte die gleiche Krankheit und hat dieses Präparat XY genommen und wurde gesund“ – „Wenn Du XY isst, wirst Du geheilt“ – „Du musst XY tun“ etc. Davon bekommen Betroffene mehr als genug. Das ist auch häufig der Grund, weshalb sie Kontakte meiden.
9. **Auf keinen Fall:** „Ach, das ist ja schlimm mit deiner Krankheit!“ – „Du Armer/ Du Ärmste ...“ etc. Das hilft nicht weiter, es zieht nur weiter runter.
10. **Wenn alle positiven Angebote nicht gewünscht werden,** dann haben Sie keine Chance, der Person zu helfen. Das gibt es leider immer wieder: Betroffene ziehen sich zurück und vermeiden jegliche Kontakte.

Woran erkennen Sie seriöse Informationsquellen im Internet?

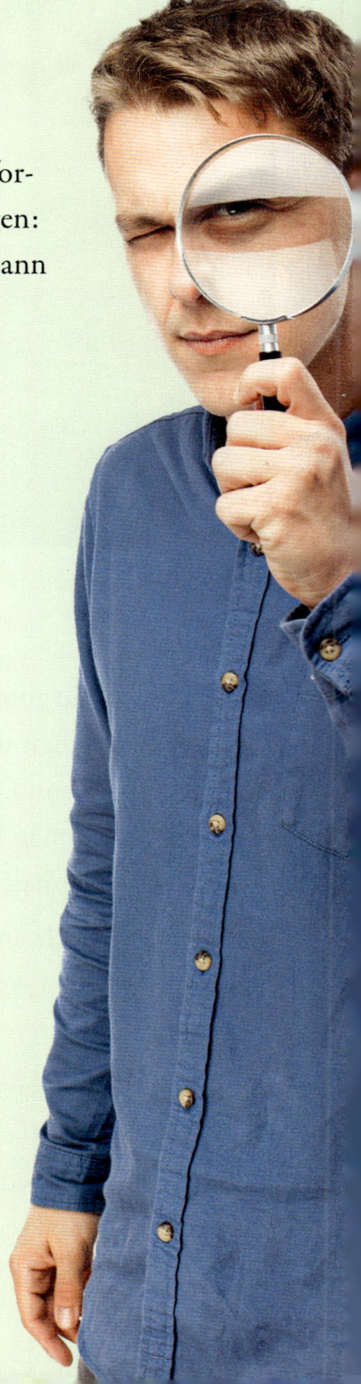

Es gibt eine einfache Möglichkeit, die Seriosität von Informationen zum Thema Krebs im Internet zu hinterfragen: Wenn Sie eine Seite zum Thema Krebs im Netz besuchen, dann beantworten Sie sich selbst die folgenden Fragen.

Je häufiger Sie mit Ja antworten müssen, desto höher ist die Wahrscheinlichkeit, dass es sich um Werbung beziehungsweise um Aussagen fragwürdiger Heiler handelt:

1. Werden ausschließlich Vorteile von Therapien und Präparaten genannt?
2. Ist der Text reißerisch formuliert?
3. Wird Ihnen Angst gemacht vor einer Behandlung oder einer Therapie?
4. Werden die Vor- und Nachteile einer Behandlung nicht abgewogen?
5. Es werden keine Behandlungsalternativen genannt?
6. Werden Sie zu Handlungen gedrängt?

7. Wird ein Produkt oder Präparat zum Kauf angeboten?
8. Ist die Werbung auf der Seite nicht klar vom Inhalt abgegrenzt?
9. Wird von schulmedizinischen Maßnahmen abgeraten?
10. Fordert die Seite Sie zur Selbstmedikation auf?
11. Sind die Informationen zu sensationell oder extrem?
12. Finden Sie keine Hinweise auf weiterführende Literatur oder Informationen?
13. Werden keine vertrauenswürdigen Quellen benannt?
14. Fehlen Quellenangaben oder Verweise auf andere Studien oder Experten?
15. Fehlen solide Quellen, die die Informationen stützen?

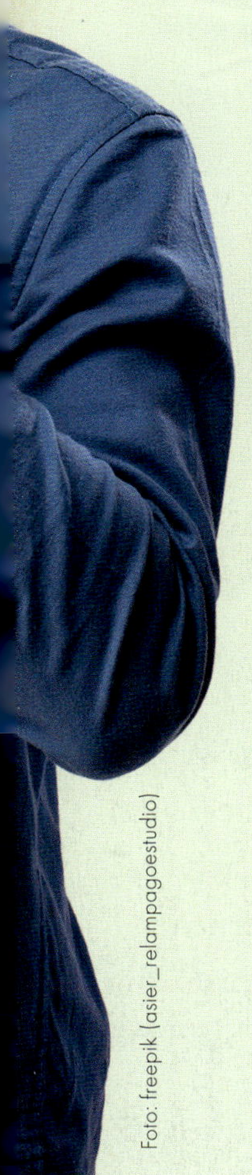

Foto: freepik (asier_relampagoestudio)

Zusammengefasst

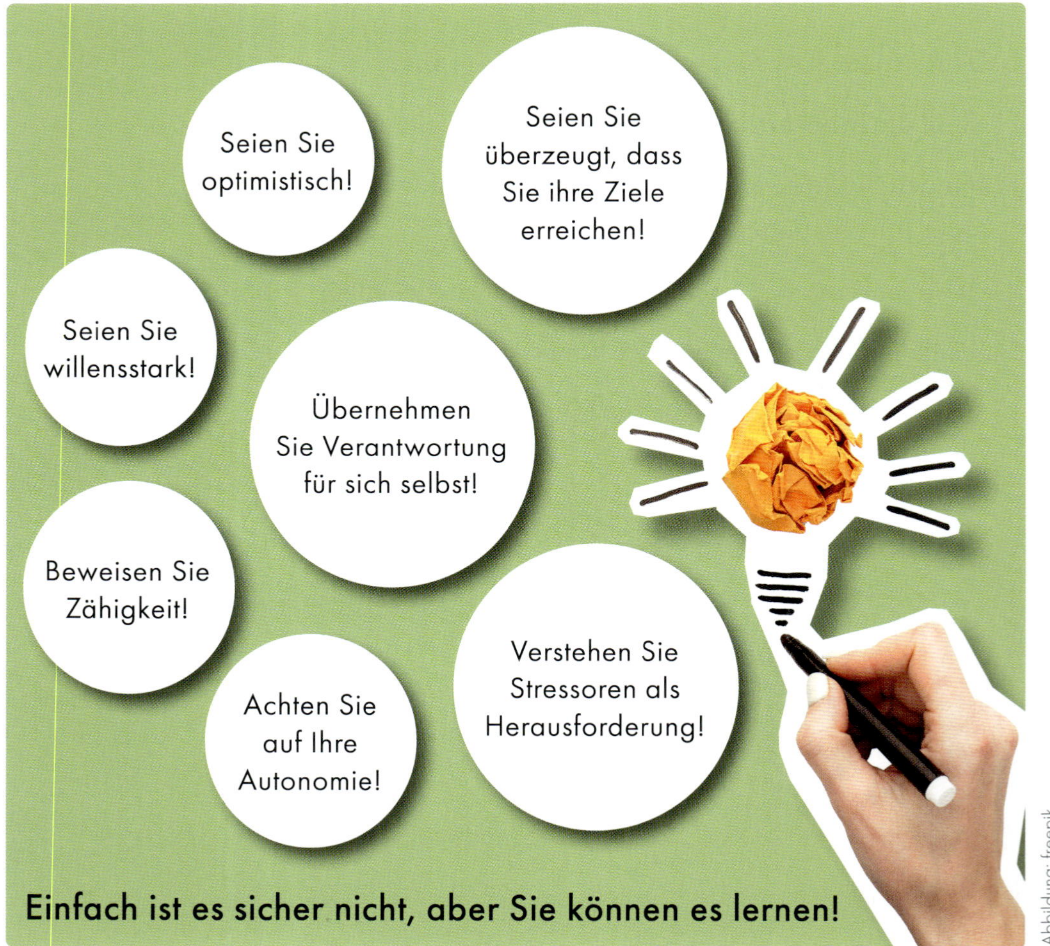

Seien Sie optimistisch!
Seien Sie überzeugt, dass Sie ihre Ziele erreichen!
Seien Sie willensstark!
Übernehmen Sie Verantwortung für sich selbst!
Beweisen Sie Zähigkeit!
Achten Sie auf Ihre Autonomie!
Verstehen Sie Stressoren als Herausforderung!
Einfach ist es sicher nicht, aber Sie können es lernen!
Abbildung: freepik

Und die Schlussfolgerungen aus alldem? Optimistisch zu sein, ist wichtig. Werden Sie willensstark, übernehmen Sie die Verantwortung für sich. Seien Sie überzeugt: Ich kann das erreichen, ich nehme es als Herausforderung an, ich bin zäh, ich lasse mich nicht unterkriegen. Es ist sicher nicht einfach, aber Sie können es lernen.

Angst und Depressionen führen zu Fehlverhalten. Im Fokus der Forschung steht immer mehr, dass die Art der Lebensführung einen großen Einfluss hat. Und

Angst ist das Schlechteste, was Sie haben können. Angst davor zu sterben. Angst davor, die Krankheit nicht in den Griff zu bekommen. Angst behindert Sie mehr, als dass sie Ihnen hilft. Keine Angst haben! Jawohl, ich schaff das. Ich kann das schaffen.

Dass es einen Zusammenhang zwischen Psyche und dem Immunsystem gibt, ist mittlerweile sicher. Die Psyche und das Immunsystem sind eng miteinander verknüpft. Das Eine beeinflusst das Andere.

Und der Überlebenswille, der Wille aktiv zu sein, das ist das Entscheidende. Muhammad Ali (Cassius Clay) hätte nie einen Boxkampf gewonnen, wenn er nicht davon überzeugt gewesen wäre, der bessere Boxer zu sein. Seien Sie davon überzeugt, den Krebs rauszuwerfen aus Ihrem Körper, er hat da nichts verloren. Aber kämpfen Sie nicht gegen den Krebs. Wenn Sie dann mal einen Rückschlag erleiden sollten, kommen oft Versagensängste hinzu. „Fighting spirit" kann auch heißen: Ich will leben, weiterleben. Leben lohnt sich auf jeden Fall. Und einen Rückschlag zu erleben, heißt nicht, dass alles verloren ist. Auch ich hatte zwei Jahre nach der ersten Therapie ein Rezidiv und habe nie aufgegeben, an mich zu glauben. Das war 2002, und ich bin immer noch da, und mir geht es gut!

Akzeptieren Sie die Diagnose, aber nicht die Prognose!

Diagnose bei mir: Lymphdrüsenkrebs.
Prognose: drei Jahre noch.
Krebs? Okay. Drei Jahre? Nein.
Diagnose? Ja. Prognose? Nein.

Ärzte haben auch nicht immer recht. Wenn Sie eine Diagnose bekommen, hinterfragen Sie diese. Holen Sie sich eine Zweitdiagnose ein. Das ist ein kluges und gängiges Vorgehen. Fragen Sie bei Ihrer Krankenkasse nach. Krankenkassen können Refe-

Illustration: stock.adobe.com (elyaka)

renzärzte nennen, bei denen Sie sich eine weitere Einschätzung einholen können. Meine Erstdiagnose in der Klinik ging zwar auch Richtung Non-Hodgkin-Lymphom, aber es war anfangs von einem ganz anderen Typ die Rede. Dieser erfordert eine völlig andere Behandlung als der eigentliche Typ. Der behandelnde Pathologe in der Klinik hat die Proben an zwei Referenzzentren geschickt und dort wurde dann die richtige Diagnose gestellt.

Und wichtig finde ich: Wenn Sie hinsichtlich Ihres behandelnden Onkologen oder Arztes kein gutes Gefühl haben, dann wechseln Sie und gehen Sie zu jemand anderem. Sie müssen ein gutes Gefühl und Vertrauen zu dem Arzt haben, zu dem Sie gehen.

Eine Behandlung mit Chemotherapie hat möglicherweise auch bleibende Folgen. Ich habe seit der Chemotherapie taube Fußzehen, ich stolpere ab und zu. Mein Gehör hat etwas gelitten – was ich aber gar nicht immer als so schlimm empfinde: Es hat den Vorteil, dass ich nicht jeden Unfug höre, den andere Leute so schwätzen. Ich hatte Herzrhythmusstörungen. Das sind alles Kollateralschäden. Stört mich das? Nein. Das sind alles Kleinigkeiten. Damit kann man leben. Damit kann man gut weiterleben. Wichtig ist doch: Ich lebe noch!

Jeden Tag verschenken, alles aufschieben? Nein. Steve Jobs, der Apple-Gründer, soll gesagt haben: „Wenn man jeden Tag lebt, als wäre es der letzte, wird man irgendwann recht haben." Ja, so ist es. Eines fernen Tages wird es so sein. Die Theorie, dass die Psyche den Tumor beeinflusst, ist eine Fiktion? Nein, es ist keine Fiktion. Ihre Psyche, Ihr Kopf beeinflusst Ihr Immunsystem, und nicht nur das.

Sie haben es in der Hand, etwas zu tun. Geben Sie jedem Tag die Chance, dass er der schönste wird. Alles, was Sie dazu brauchen, um gut weiterleben zu können, haben Sie schon dabei: Ihre grauen Zellen. Heute leben Sie, heute genießen Sie den Wein, heute genießen Sie das Bier, heute genießen Sie das gute Essen, und morgen, da genießen Sie es wieder.

Schreiben Sie!

Schreiben ist gut für die körperliche und seelische Gesundheit. Wer schreibt, verbessert seine Immunparameter, hat weniger Symptome, ist weniger depressiv und ängstlich und fühlt sich subjektiv wohler.

Es ist eine Erfahrung, die ich selbst gemacht habe. Ich habe zuvor nie Tagebuch geschrieben. Während meiner Krankheit aber habe ich mehr als 160 Seiten meines Tagebuchs gefüllt. Das hat mir unwahrscheinlich geholfen.

Die zwei, drei Stunden, die ich nachts am Computer gesessen habe, wenn es mir schlecht ging und ich nicht schlafen konnte, haben mir geholfen. Danach ging es mir wesentlich besser. Schreiben befreit und baut Ängste ab. Sie schreiben es für sich auf. Ihre Beschwerden werden weniger.

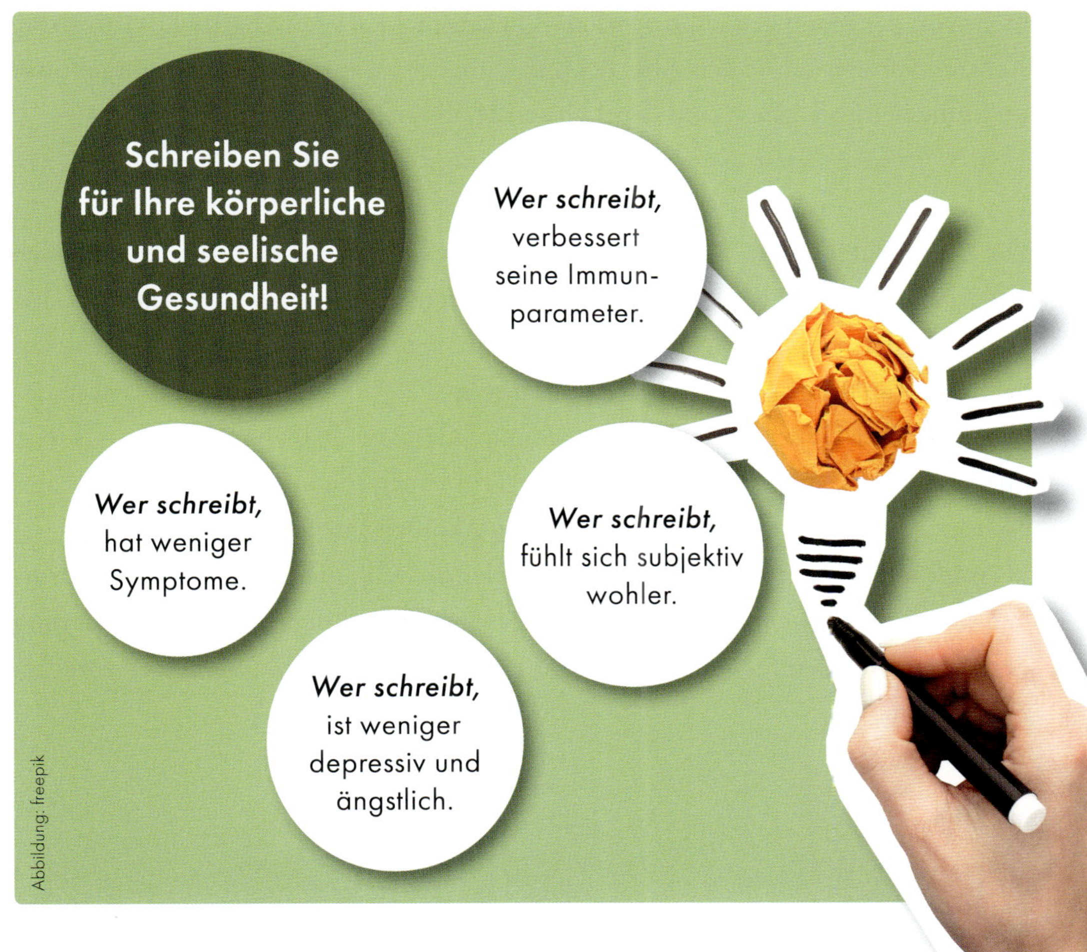

Abbildung: freepik

Wer seine Sorgen aufschreibt, hat wesentlich weniger Krankheitssymptome, benötigt weniger Medikamente, kommt viel besser mit Beschwerden zurecht und mit seiner Krankheit. Und er wird auch wesentlich schneller wieder gesund. Es kostet nichts, Sie benötigen nur einen Bleistift, Papier oder den PC.

Wenn es Ihnen nicht gut geht, Sie nicht schlafen können, dann führen Sie ein Tagebuch. Einfach mal alles, was Ihnen in diesem Moment so durch den Kopf geht, aufschreiben. Lassen Sie Ihre Probleme rauspurzeln. Sie werden sehen, es hilft Ihnen. Probieren Sie es einfach mal aus.

Stress und Depressionen

„Die Hypothese einer durch dauerhaften Stress, durch andauernde Depression und durch die Art der Lebensführung bedingten Krebserkrankung kann nicht mehr von der Hand gewiesen werden. Eine letztliche wissenschaftliche Abklärung steht in den meisten Fällen zwar noch aus, aber die wissenschaftlichen Ergebnisse im Sinne der Hypothese sind deutlich stärker als gegenteilige."

(aus Tschuschke, Psychoonkologie, Psychologische Aspekte der Entstehung und Bewältigung von Krebs)

Die Studienergebnisse besagen, dass nicht alles bisher einwandfrei medizinisch erklärbar nachgewiesen ist. Meines Erachtens besteht ein Zusammenhang zwischen der Psyche und dem Immunsystem, und damit ist ein Einfluss auf Tumorerkrankungen und ihren Verlauf möglich.

Angst und Depressionen geraten immer mehr in den Fokus der Forschung. Zählen Sie zu den Menschen mit diesen Problemen, dann nehmen Sie bitte unbedingt psychotherapeutische oder psychoonkologische Hilfe in Anspruch.

Stärkung der Psyche in Zusammenarbeit mit schulmedizinischen und naturheilkundlichen Therapien: Dieses Dreigestirn hilft Ihnen bei der Bewältigung der sicher nicht einfachen Aufgabe, mit Ihrer Krebserkrankung besser zurechtzukommen.

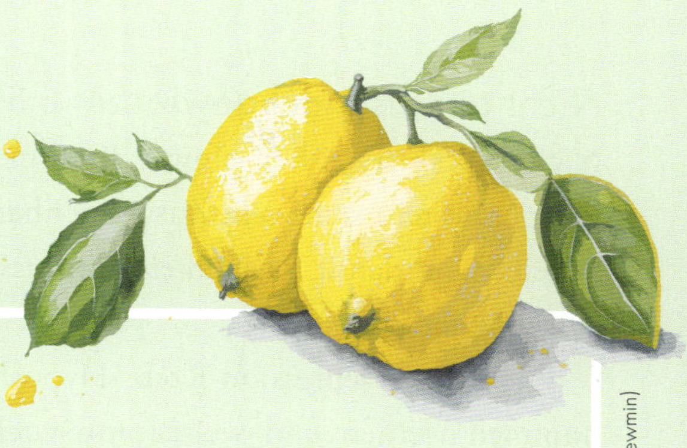

Illustration: stock.adobe.com (newmin)

„Die Hypothese einer durch dauerhaften Stress, durch andauernde Depression und durch die Art der Lebensführung bedingte Krebserkrankung kann nicht mehr von der Hand gewiesen werden. Eine letztendliche wissenschaftliche Abklärung steht in den meisten Fällen zwar noch aus, aber die wissenschaftlichen Ergebnisse im Sinne der Hypothese sind deutlich stärker als gegenteilige."

Aus dem Buch von Tschuschke, Psychoonkologie 2011

Angst und Depression geraten immer mehr in den Fokus der Forschung.

Nicht alles ist nachgewiesen in Studien

Nicht alles ist bisher einwandfrei medizinisch erklärbar und nachgewiesen. Aber es besteht sicher ein Zusammenhang zwischen der Psyche und dem Immunsystem. Und damit ist auch ein Einfluss auf Tumorerkrankungen und ihren Verlauf möglich.

Die Stress-Depression-Krebs-Hypothese (Reiche et al 2004) muss ernst genommen werden und weiter untersucht werden ... Die Stresshypothese muss inzwischen ernster genommen werden. Es gibt zunehmend Hinweise darauf, dass an Krebs erkrankte Personen im Vorfeld ihres Ausbruchs der Erkrankung mehr unter sehr Stress auslösenden und belastenden Lebensereignissen gelitten haben als gesunde Personen. Dies zeigen sehr umfangreiche Kohortenstudien. Schwer belastende Lebensereignisse scheinen in signifikanter Beziehung zu späteren Krebsinzidenzraten zu stehen.

(aus Tschuschke, Psychoonkologie, Psychologische Aspekte der Entstehung und Bewältigung von Krebs)

Ungünstige Einwirkungen von Hilflosigkeit und Unterdrückung von Emotionen, der Mangel an sozialer Unterstützung sowie chronische Depressionen wirken sich ungünstig auf den Krankheitsverlauf aus.

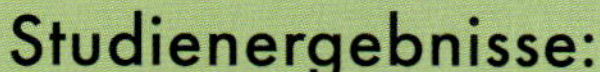

Studienergebnisse:

Nicht alles ist
bisher einwandfrei
medizinisch erklärbar
nachgewiesen,
ABER:

Es besteht
ein Zusammenhang
zwischen der
Psyche und dem
Immunsystem!

Und damit ist
auch ein Einfluss auf
Tumorerkrankungen
und deren
Verlauf möglich!

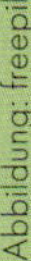

Zusammenhang Psyche, Schulmedizin, Naturheilverfahren

Wichtig ist Ihre persönliche Einstellung, Ihre psychische Verfassung. Gehen Sie optimistisch an Ihre Krankheit heran! Seien Sie kritisch gegenüber den Behandlern, fragen Sie nach! Glauben Sie nicht jeden „Mist", weder von denen, die Ihnen ohne fachlichen Hintergrund etwas erzählen wollen, noch in den sozialen Medien! Nach wie vor ist der beste Weg, wieder gesund zu werden, das Zusammenspiel von Psyche, schulmedizinischen Therapien und gegebenenfalls ergänzenden Naturheilverfahren.

Vertrauensperson, Zweitmeinung, behandelnder Arzt, Psychotherapie

- Vertrauensperson mitnehmen!
- Gegebenenfalls Zweitmeinung einholen!
- Vertrauen zum behandelnden Arzt!
- Hilfe holen bei Psychoonkologen/Psychotherapeuten!

Nehmen Sie zu den Arztgesprächen eine Vertrauensperson mit. Partner und Partnerinnen oder nahe Angehörige sind dabei nicht unbedingt eine gute Hilfe und Unterstützung. Sie sind oft selbst zu sehr betroffen. Einen guten Freund oder eine Freundin sollten Sie bei den Gesprächen dabeihaben. Warum? Sie werden bei den Terminen und den Gesprächen nicht alles mitbekommen, deshalb brauchen Sie jemanden, der Ihnen danach das alles noch mal erklären kann. Selbst mir als Arzt ging es so, dass ich nur einen Teil dessen mitbekommen habe, was mir der Behandler erklärt hat. In der Situation, in der man eine Krebsdiagnose

Foto: freepik

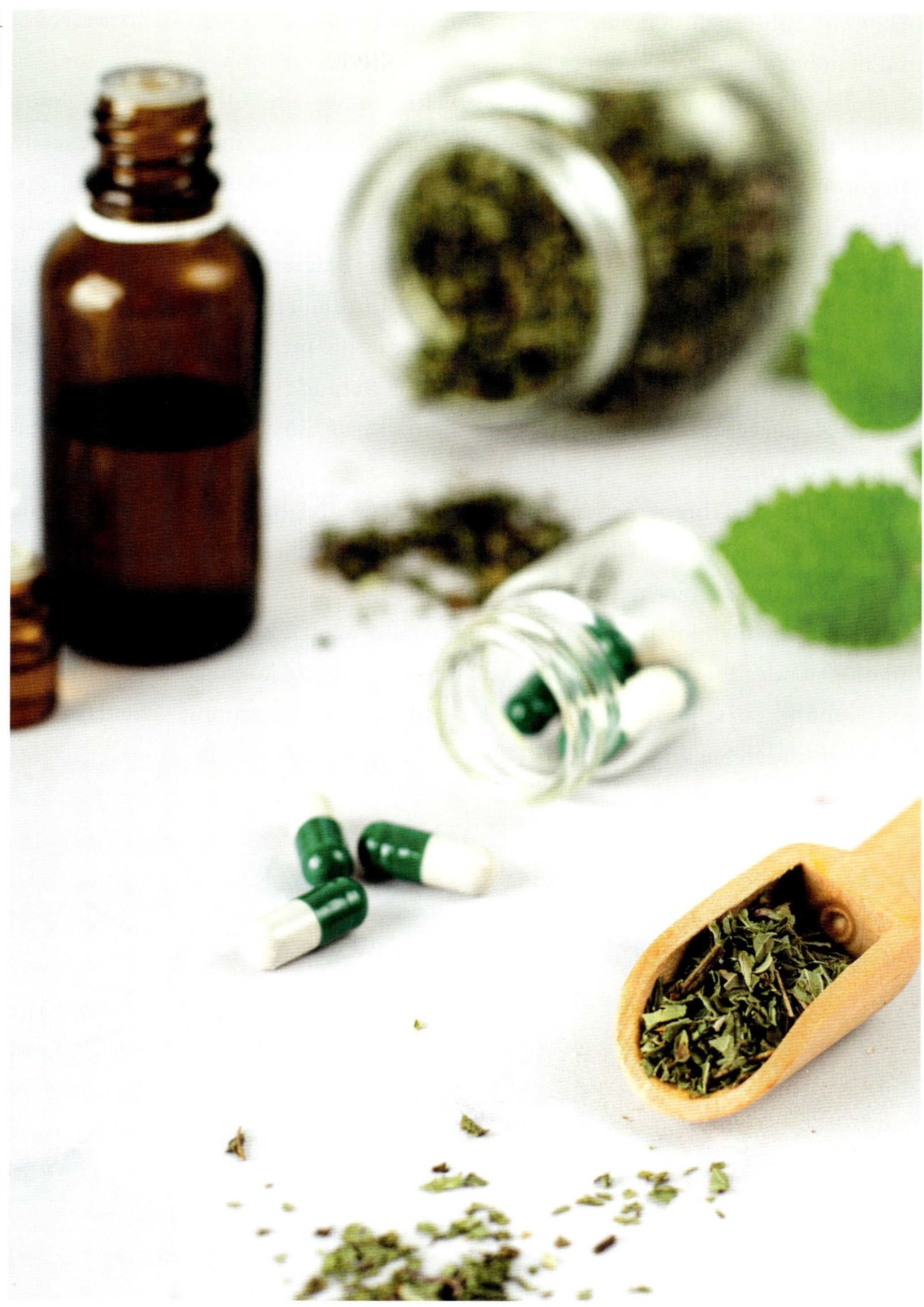

bekommt, fühlt man sich wie in einem dunklen Tunnel, es ist kein Licht zu sehen, und man bekommt nicht alles mit.

Holen Sie bitte auch immer eine Zweitmeinung ein. Oft gibt es mehrere Möglichkeiten des Vorgehens und der Therapie. Nicht immer ist die erste Diagnosestellung die richtige. Wobei das nicht an den Kliniken oder Ärzten liegt. Für die Begutachtung zum Beispiel von Gewebeproben braucht man viel Erfahrung. Und bei seltenen Tumoren gibt es dafür Referenzzentren, die sich gut damit auskennen. Das kann entscheidend sein für die Therapie. Zur Vorgehensweise, was den Weg der Therapie betrifft, gibt es oft mehr als eine Möglichkeit. Sie haben ein Recht auf Zweitmeinung. Alle Befunde sollten Sie sich immer auch in Kopie geben lassen, um sie gegebenenfalls zur Einsicht bei anderen Ärzten vorlegen zu können.

Vertrauen Sie Ihrem Behandler. Wenn Sie Zweifel haben, dann suchen Sie sich bitte einen anderen. Es ist wichtig, vertrauensvoll mit ihm zusammenzuarbeiten. Es muss dann nicht ein Onkologe sein, es kann auch der Hausarzt oder Gynäkologe sein. Holen Sie sich gegebenenfalls auch Hilfe bei einem Psychoonkologen oder Psychotherapeuten. Über unseren Verein können Sie auch schnell und unbürokratisch Hilfe erhalten zur psychischen Betreuung. Die Hotline-Nummer finden Sie im Anhang.

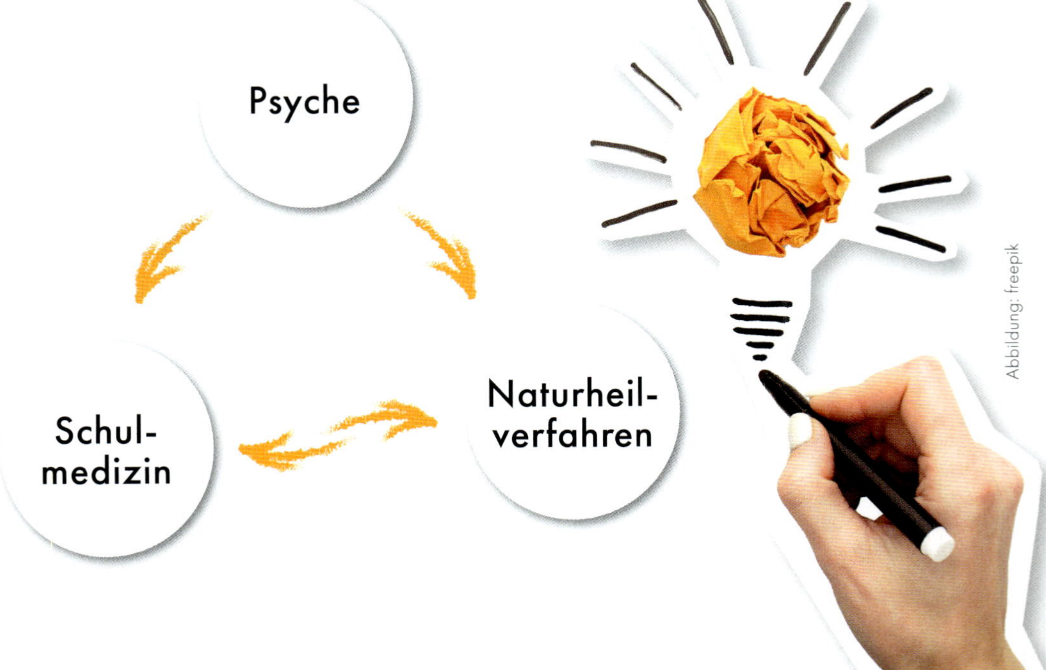

Abbildung: freepik

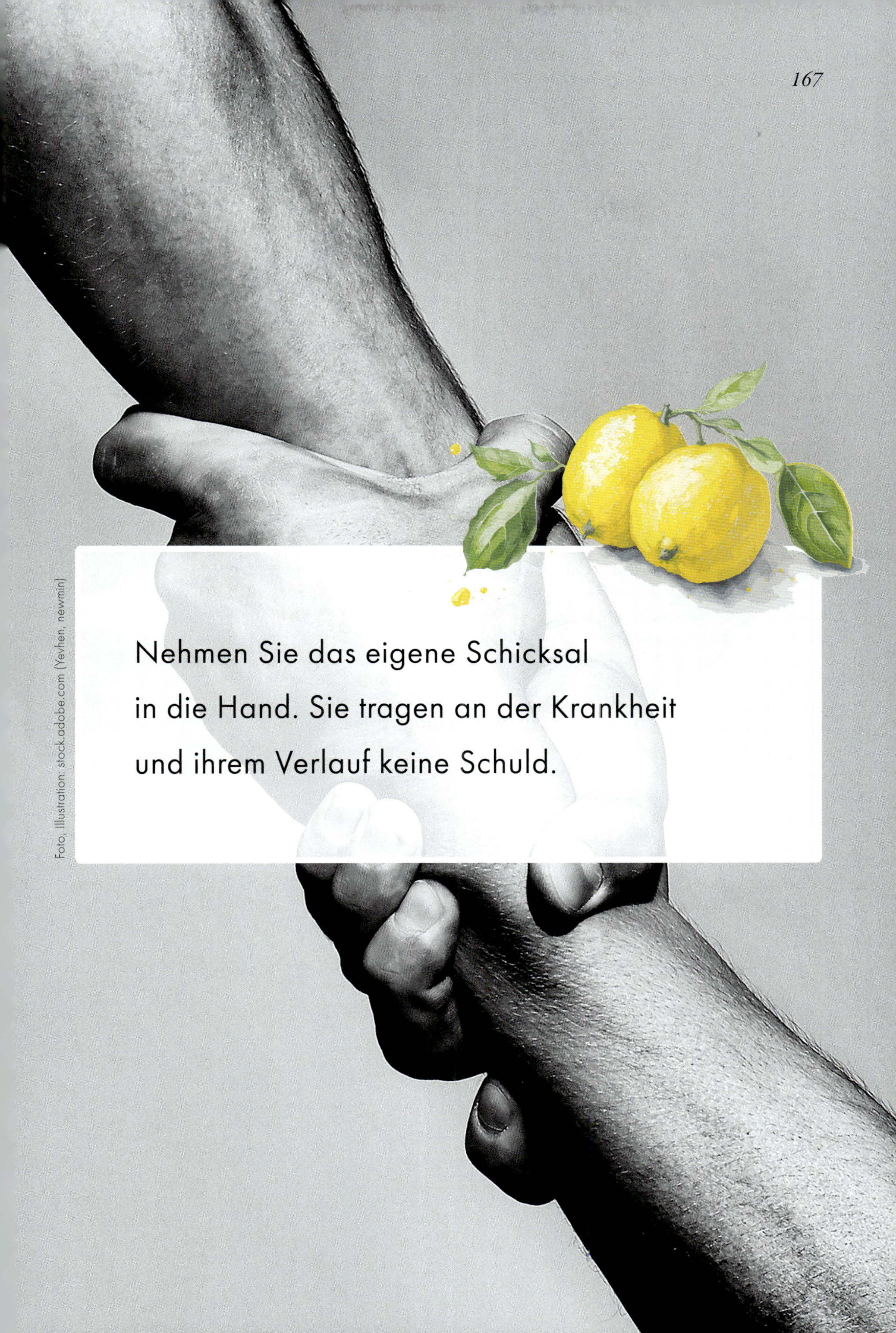

Nehmen Sie das eigene Schicksal in die Hand. Sie tragen an der Krankheit und ihrem Verlauf keine Schuld.

Foto, Illustration: stock.adobe.com (Yevhen, newmin)

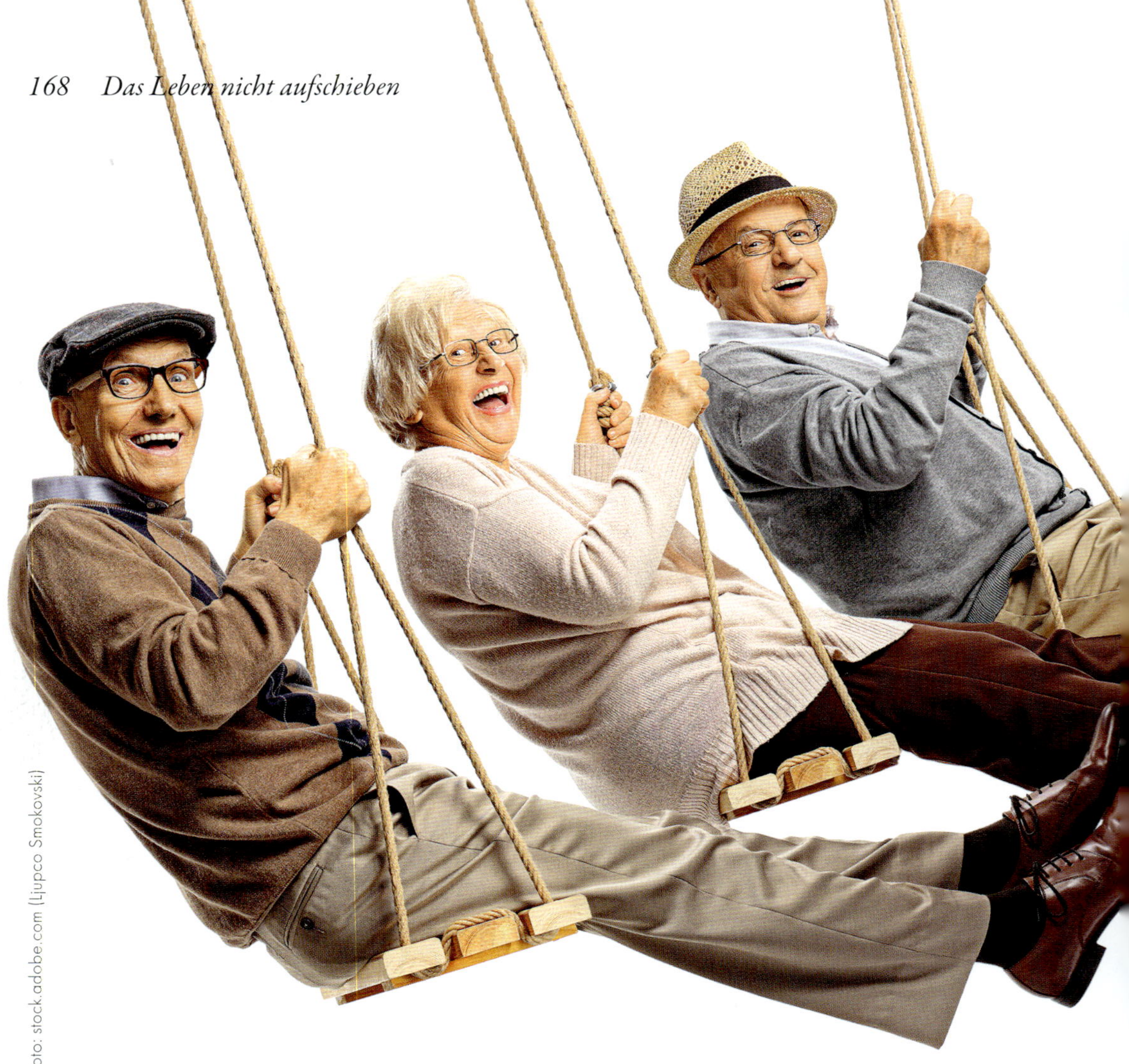

Foto: stock.adobe.com (Ljupco Smokovski)

Wenn man jeden Tag lebt, als wär's der letzte, wird man irgendwann recht haben.

Steve Jobs (1955–2011)

Das Leben nicht aufschieben

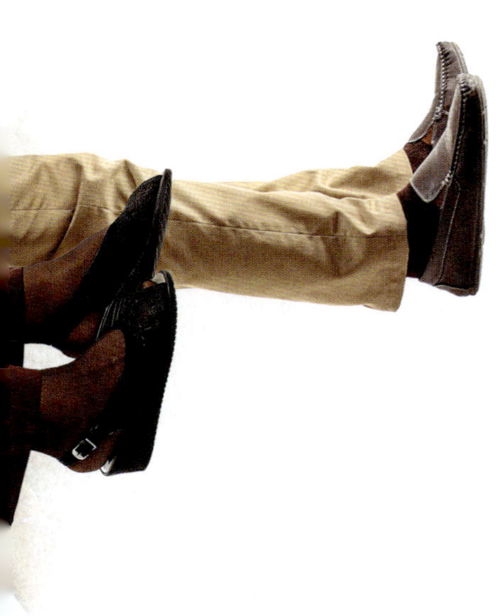

Das Leben aufschieben heißt, es zu verpassen. Wenn wir den Tag verschenken, dann ist er verloren.

Stellen Sie sich vor, Sie sagen sich jeden Tag: „Ich bin krebskrank, morgen bin ich tot." Das machen Sie eine Woche, einen Monat, ein ganzes Jahr, an 365 Tagen. „Morgen bin ich tot." Zehn Jahre, 40 Jahre lang sagen Sie sich das. Und dann sterben Sie mit 95 Jahren! Ja, ich würde mich doch totärgern, dass ich mir so lange Gedanken gemacht habe. Sie haben alle Zeit der Welt – wenn Sie gestorben sind –, sich Gedanken zu machen, nicht vorher. Sie leben heute und nicht morgen. Sie leben im Hier und Jetzt, im Heute.

Wichtig ist doch nur, wenn Sie sieben Fuß tiefer liegen und Sie jemand fragt, was Sie aus Ihrem Leben gemacht haben, dass Sie sagen können: „Ich habe alles gemacht, was ich wollte, ich bin zufrieden." Und dann lassen Sie sich einen Whisky reichen – oder was immer Sie gerne trinken – und warten auf alle anderen, die zu Ihnen kommen werden.

„Gib jedem Tag die Chance, der schönste deines Lebens zu werden", sagte angeblich schon Mark Twain.

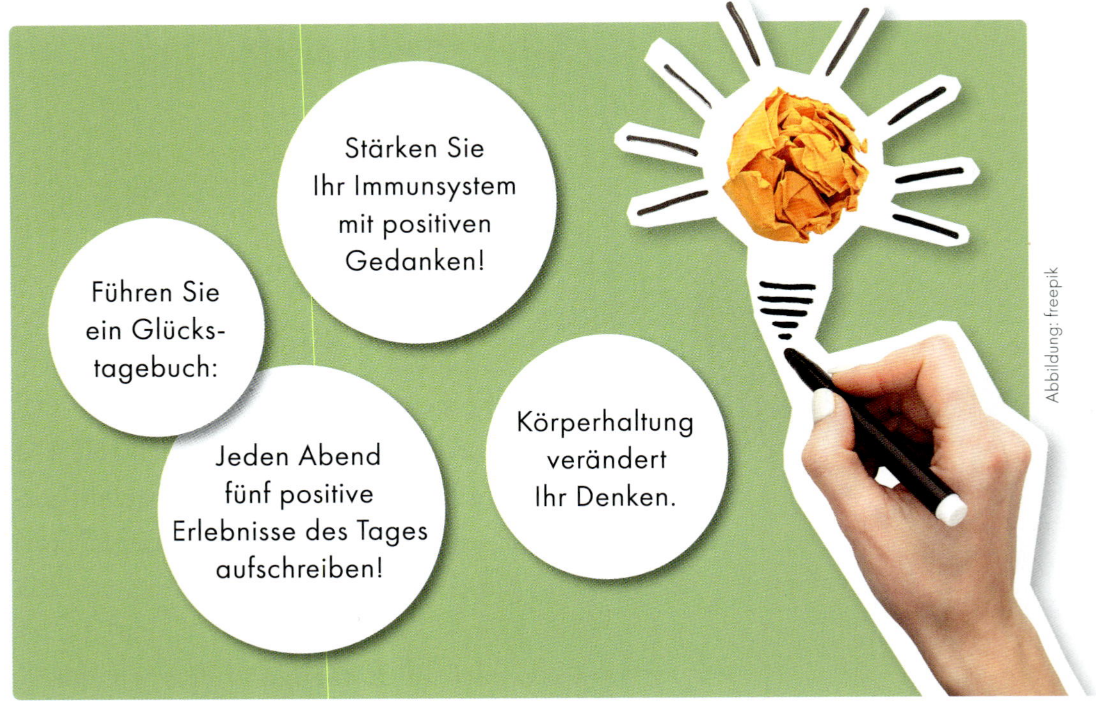

Stärken Sie
Ihr Immunsystem
mit positiven
Gedanken!
Führen Sie
ein Glücks-
tagebuch:
Jeden Abend
fünf positive
Erlebnisse des Tages
aufschreiben!
Körperhaltung
verändert
Ihr Denken.
Abbildung: freepik

Stärken des Immunsystems mit positiven Gedanken

Die Kraft des positiven Denkens

Positive Gefühle und Gedanken stärken Sie. Eine zuversichtliche Lebenseinstellung steigert Ihr Wohlbefinden. Ein optimistischer Blick auf das Leben führt zu mehr Zufriedenheit. Richten Sie Ihre Gedanken nicht auf die negativen Ereignisse in Ihrem Leben. Schreiben Sie jeden Abend vor dem Schlafengehen fünf positive Dinge des Tages auf, die Sie erlebt haben, und seien diese auch noch so klein und scheinbar unwichtig. Wofür sind Sie dankbar gewesen? Das Lächeln eines Menschen, der Ihnen begegnet ist, oder der nette Mensch, der Ihnen die Tür aufgehalten hat, oder waren es Blumen am Straßenrand? Führen Sie ein Glückstagebuch. Die kleinen Dinge im Leben machen die positiven Gefühle aus. Schreiben Sie Ihre positiven Gefühle auf einen Zettel, dann können Sie diese Gefühle in schwierigeren Zeiten wieder hervorholen. Sie haben im Leben doch schon vieles geschafft, warum sollten Sie nicht auch diese Situation meistern? Was hat Ihnen Mut gemacht, diese zu bestehen?

Mit unseren Gedanken, also den mentalen Prozessen, nehmen Sie Einfluss auf alle körperlichen Vorgänge. Körper und Geist sind eins.

Körperhaltung verändert hin zu positivem Denken

Durch Ihre Körperhaltung können Sie Ihre persönliche Stimmung beeinflussen. Besonders wichtig: Lachen Sie viel. Lachen produziert positive Hormone und baut Stresshormone wie Adrenalin ab und positive Hormone wie Dopamin werden aufgebaut. Wenn Ihnen nicht zum Lachen zumute ist, dann helfen Sie nach. Ziehen Sie mit Ihren Fingern die Mundwinkel in Richtung Ohr. Dadurch werden Rezeptoren stimuliert, die signalisieren, dass vermeintlich gelacht wird, und die positive Hormonproduktion startet.

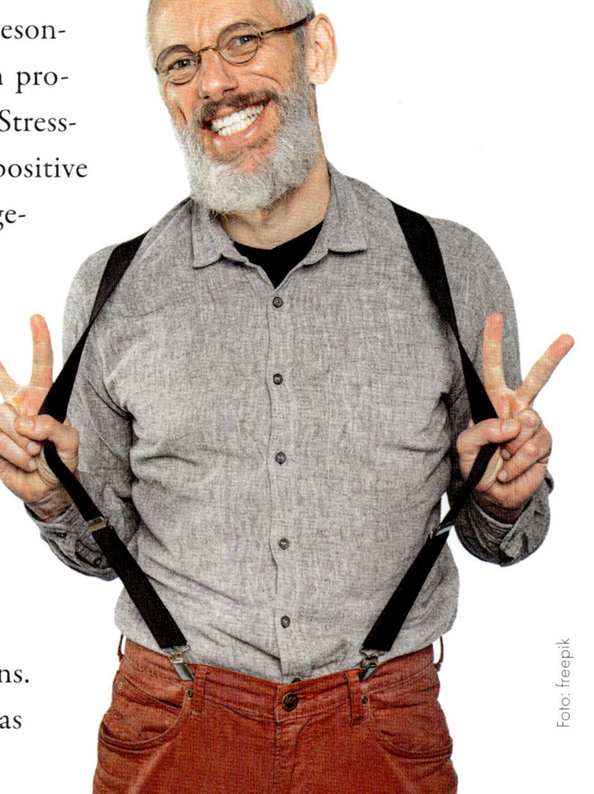

Foto: freepik

Dann ist da die Kraft des Nickens. Nicken bedeutet: Ja, ich kann das, was immer es auch ist. Ich beschreibe es Ihnen mal so. Das kleine Männchen, bei Frauen ein weibliches Wesen, registriert alles, was außerhalb des Kopfes vor sich geht, kann das aber nicht sehen. Es registriert eine Nickbewegung, und das sagt dem „Männchen" im Kopf, es ist alles in Ordnung. Wenn wir den Kopf schütteln, dann heißt es für „das Männchen", es ist nicht gut.

Den Kopf und die Schultern nicht hängen lassen. Richten Sie Ihren Körper auf. Brust raus, Schultern nach hinten! Stehen Sie gerade. „Hallo hier bin ich", signalisiert dem „Kopfmännchen", dass alles gut ist. Breiten Sie die Arme aus, nicken Sie: Hallo Welt, ich bin hier!

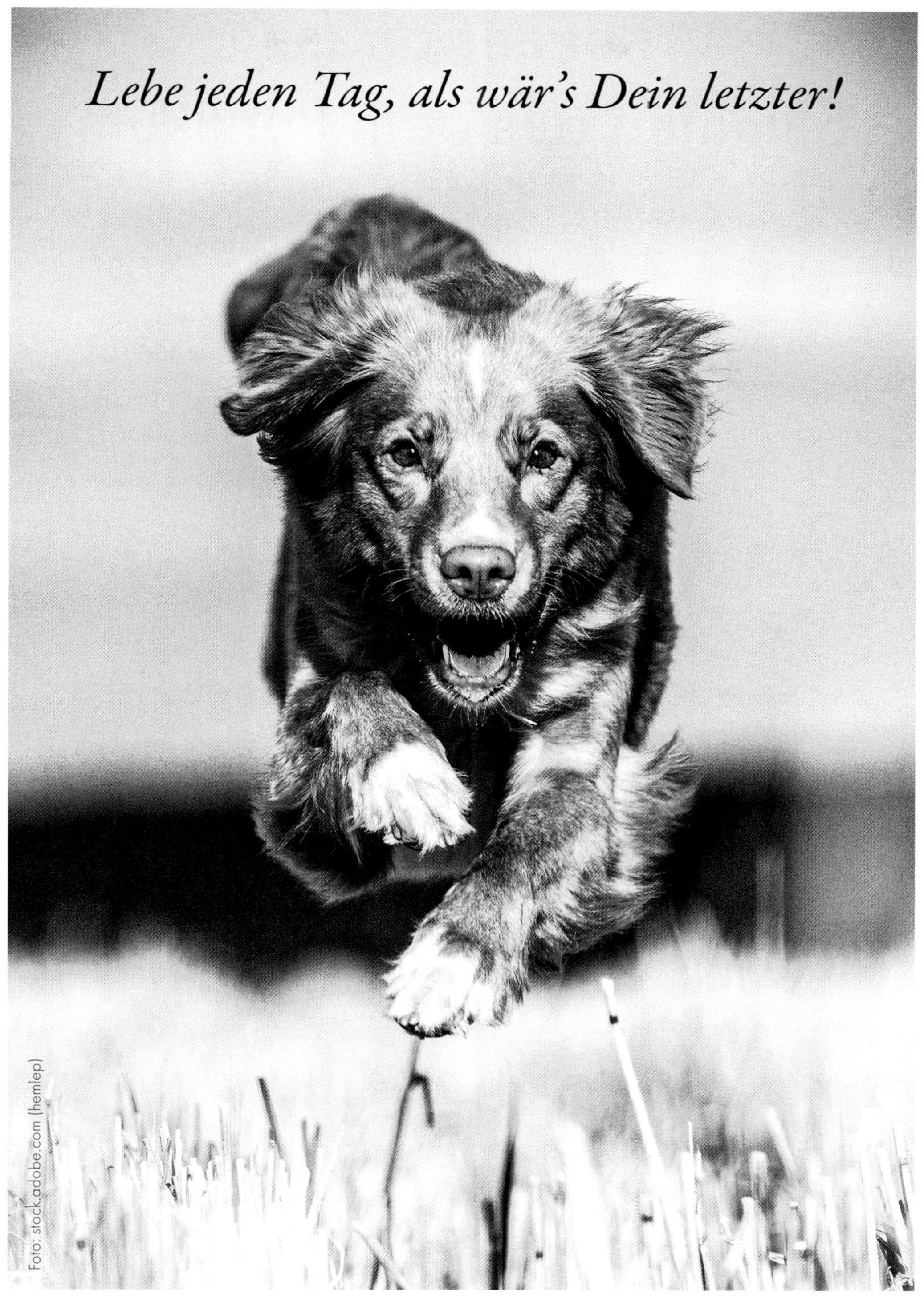
Lebe jeden Tag, als wär's Dein letzter!
Foto: stock.adobe.com (hemlep)

Rezensionen, Stimmen aus dem Publikum

ULRICH POMMERENKE
Kommunikationstrainer & Coach
Bad Segeberg
8. Januar 2020

Zusammenfassend hat Ihr Vortrag eine positive Resonanz in der Zuhörerschaft erhalten, und zwar zum einen durch „Ihr Beispiel" und Ihre beeindruckende Präsenz, Authentizität und teilweise „frappierende Offenheit", zum anderen durch Ihre Sensibilisierung auf die Kraft der psychologischen Wirkung auf den Körper, auf das Immunsystem.

Wir wissen, dass das Thema „Tod und bedrohliche Krankheit" (hier „Krebs") in unserer Gesellschaft immer noch ein „Tabu hinsichtlich der Auseinandersetzung" ist. Ihnen ist es gelungen, die damit verbundenen Ängste und nicht selten einhergehende Verdrängung spürbar zu relativieren. Sie sind ein „Botschafter der Zuversicht", unterlegt mit klaren, nachvollziehbaren, erlebten und erfahrenen Argumenten, die Mut machen und überdies einen multiplen Effekt auslösen, nämlich unter anderem in der Weitergabe Ihrer Inhalte zum Beispiel an betroffene Personen (im Umfeld). Gelungen!

Nicht nur gelegentlich verbindet „die Welt" den „Humor, die Leichtigkeit, die Heiterkeit, das Loslassenkönnen" nicht a priori mit der „deutschen Seele":

„Es ist ja kein Geheimnis, dass der Deutsche gelegentlich zum Lachen in den Keller geht."

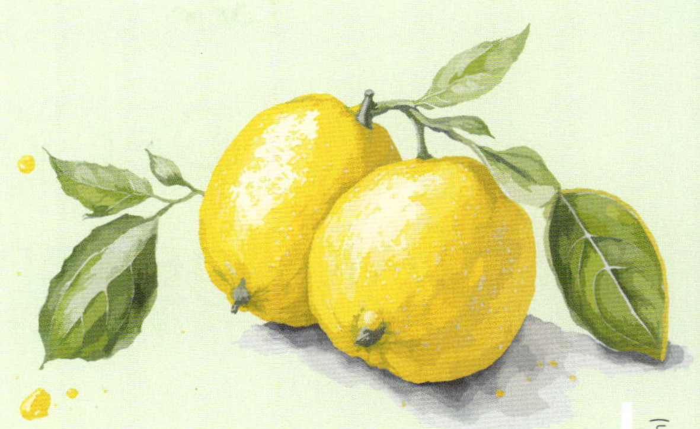

Illustration: stock.adobe.com (newmin)

Mit Ihren Inhalten „beschönigen" Sie nichts und doch gelingt es Ihnen (fast mühelos), humorvoll diffizile, gar komplexe Sachverhalte in und gerade im Zuge der Reflektion und Auseinandersetzung des Themas humorvoll darzulegen, ohne ins „verharmlosende Einerlei" abzugleiten – insgesamt zeugen Sie von einem profunden und empirisch belegbaren Hintergrund. DANKE!

Die Veranstaltung war rund und sehr bereichernd, und nicht nur dafür danke ich Ihnen ausdrücklich!

Vortrag in Neuwied am 16.09.2019:

„Ich war gestern auf Ihrem Vortrag in Neuwied und muss gestehen, dass ich diesem vorab skeptisch entgegengetreten bin. Glücklicherweise hat sich das nicht bestätigt. Ich danke Ihnen für einen sehr informativen aufschlussreichen und bewegenden Abend. Alles Gute!"

Vortrag Schöneck-Kilianstädten 22.10.2019

„Ein ebenso beeindruckender wie ermutigender und informativer Vortrag. Sehr empfehlenswert. Vielen Dank."

Der Verein STARK gegen KREBS e.V.

Bei unserem Verein STARK gegen KREBS erhalten Sie Hilfe, Unterstützung und Ratschläge von kompetenter Seite über unterschiedliche Wege. Zum einen über die Homepage www.STARKgegenKREBS.de. Dort gibt es jede Menge hilfreicher Informationen und Links zu Beratungsstellen. Dort finden Sie Berichte über aktuelle Aktionen, einen Kalender mit Hinweisen auf Veranstaltungen wie die Vorträge von Dr. Bernd Schmude, Broschüren zum Download und Erfolgsgeschichten der Arbeit des gemeinnützigen Vereins. Wir bieten einen regelmäßigen Newsletter, den Sie abonnieren können.

Auf der Homepage finden Sie die Telefonnummer unserer Hotline, über die Sie uns erreichen können. Scheuen Sie sich nicht, uns anzurufen – dafür ist die Hotline da. Wir wollen Ihnen Ansprechpartner bei Ihren Fragen sein, Sie unterstützen, in fachlichen Fragen ebenso wie in Fragen des Lebens. Manchmal braucht man ja auch nur mal jemanden zum Reden, auch dafür sind wir da. Wenn Sie es wünschen, stellen wir uns an Ihre Seite und bleiben in engem Kontakt mit Ihnen.

Der Verein STARK gegen KREBS finanziert sich über Mitgliedsbeiträge. Der Mitgliedsbeitrag beläuft sich auf 12 Euro im Jahr – und natürlich darf man auch gerne mehr geben. Sie müssen aber nicht Mitglied im Verein sein, um beratende Unterstützung zu bekommen. Mitgliedsantrag auf der Website oder über QR-Code rechts.

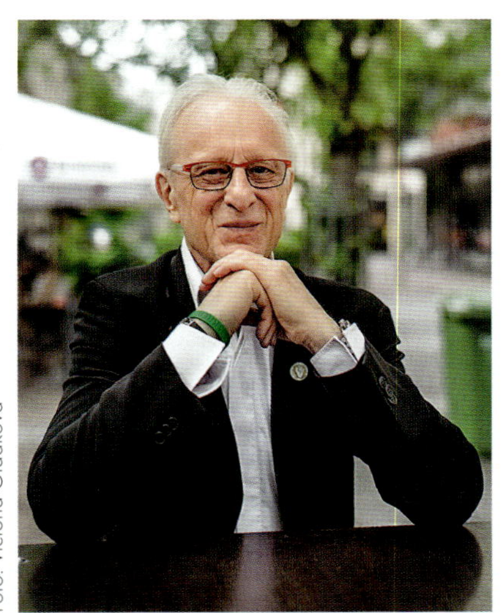

Foto: Victoria Gladkova

Dr. Bernd Schmude war selbst an Krebs erkrankt. Heute hält er Mutmach-Vorträge.

Außerdem finanziert sich der Verein über Spenden von Unterstützern und Besuchern der Mutmach-Vorträge. Alle Einnahmen gehen zu 100 Prozent an karitative Einrichtungen. STARK gegen KREBS e.V. arbeitet komplett ehrenamtlich.

Der Verein STARK gegen KREBS wurde 2013 gegründet. Seitdem haben wir bis Anfang 2024 weit über 164 Veranstaltungen durchgeführt: Motivations-Vorträge *(Diagnose Krebs – Mit Optimismus Leben verändern)*, Theateraufführungen *(Tot – aber glücklich)*, Filme *(Testimony)*, Tischgespräch und, nicht zu vergessen, die Benefizveranstaltung zur Gründung des Vereins. Insgesamt kamen seit 2013 fast 6000 Besucher zu unseren Veranstaltungen in der gesamten Bundesrepublik. Von 2013 bis Anfang 2024 wurde mehr als eine Viertelmillion Euro an karitative Einrichtungen und Krebseinrichtungen weitergegeben. Diese Gelder kamen über die Spendendosen bei den Veranstaltungen zusammen oder wurden uns von Spendern überwiesen. Ein Dank an alle Spender!

Die Reihe der Mutmach-Vorträge von Dr. med. Bernd Schmude ist eine Erfolgsgeschichte. Mehr als 144 Mal hat er seinen Vortrag bundesweit gehalten. Jeder kann ihn buchen. Kosten entstehen keine, es gibt nur die Bitte um Spenden. Für die Vortragsreisen werden keine Gelder des Vereins verwendet. Die Fahrt- und Hotelkosten werden aus dem privaten Säckel bezahlt.

Die Vereinsgründung ging von Dr. med. Bernd Schmude aus. Er hat gemerkt, welch große Rolle die Psyche im Fall einer Krebserkrankung spielt und wie wichtig es ist, dass Menschen Mut zugesprochen wird, die an Krebs erkrankt sind.

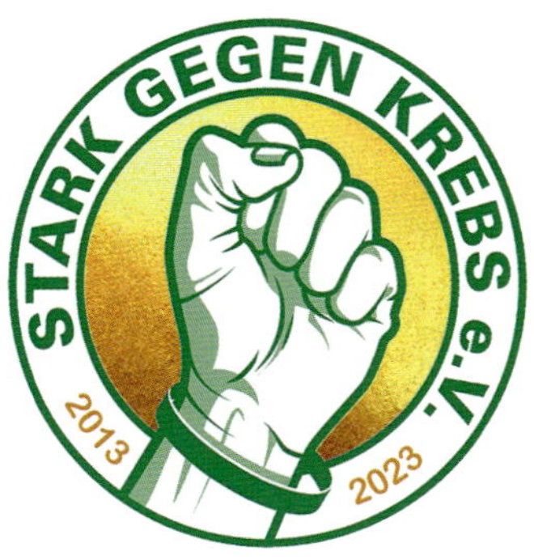

Mitglied werden!

Per PayPal spenden.
Alle Spenden gehen zu 100%
an karitative Einrichtungen.

Der Verein STARK gegen KREBS feierte am 18. Februar 2023 zehnjähriges Bestehen.

Zu guter Letzt!

Wenn aus unheilbar heilbar wird!

Die Krebssterblichkeit sinkt seit Jahren deutlich dank bahnbrechender weiterer Entwicklung in der Medizin. Mehr und mehr werden Krebserkrankungen zu chronischen Erkrankungen. Durchschnittlich jeder zweite Mensch erkrankt im Laufe seines Lebens an Krebs. Es ist zurzeit die zweithäufigste Todesursache in Deutschland. Die Überlebenschancen haben sich über die vergangenen Jahrzente deutlich gesteigert. Die Entwicklung neuer Medikamente und Therapien hat dazu geführt, dass Patienten mit weit fortgeschrittener Krebserkrankung, die früher als unheilbar galten, deutlich längere Zeit überleben.

Neben der klassischen Chemotherapie, die sich auf den gesamten Organismus auswirken und neben den Tumorzellen auch gesundes Gewebe schädigen kann, kommen immer mehr zielgerichtete Therapien zum Einsatz. Bei der Chronisch Myeloischen Leukämie (CML) zum Beispiel lag die Überlebensrate 1980 bei unter 15 Prozent, heute liegt diese bei 90 Prozent. Checkpointinhibitoren beispielsweise lösen eine „sogenannte" Bremse im Immunsystem, damit die Körperabwehr wieder Krebszellen als solche erkennt und angreifen kann. Monoklonale Antikörper wirken nur auf Tumorzellen und schonen gesundes körpereigenes Gewebe.

Mit neuartigen mRNA-Impfstoffen kann wohl bald in der Zukunft auch eine Impfung gegen Krebs möglich sein. Impfungen mit messenger-RNA (mRNA) sollen das körpereigene Immunsystem in die Lage versetzen, Tumorzellen besser zu bekämpfen – und das mit wenig Nebenwirkungen. Der Krebs-Impfstoff basiert auf der gleichen Technologie wie der mRNA-Impfstoff gegen Covid-19. Die Forschungen dazu laufen auf Hochtouren. Ergo: Mit einer Chronifizierung von Krebserkrankungen steigt die Lebenserwartung und sicher auch die Lebensqualität der Krebspatienten.

Immer mehr Krebserkrankungen werden beherrschbar. Selbst das bisher ungünstige Glioblastom (Hirntumor) wird bald seinen Schrecken verlieren. Erste

Und vergessen Sie nicht:
Die kraftvolle Waffe
im Kampf gegen Krebs:
ICH

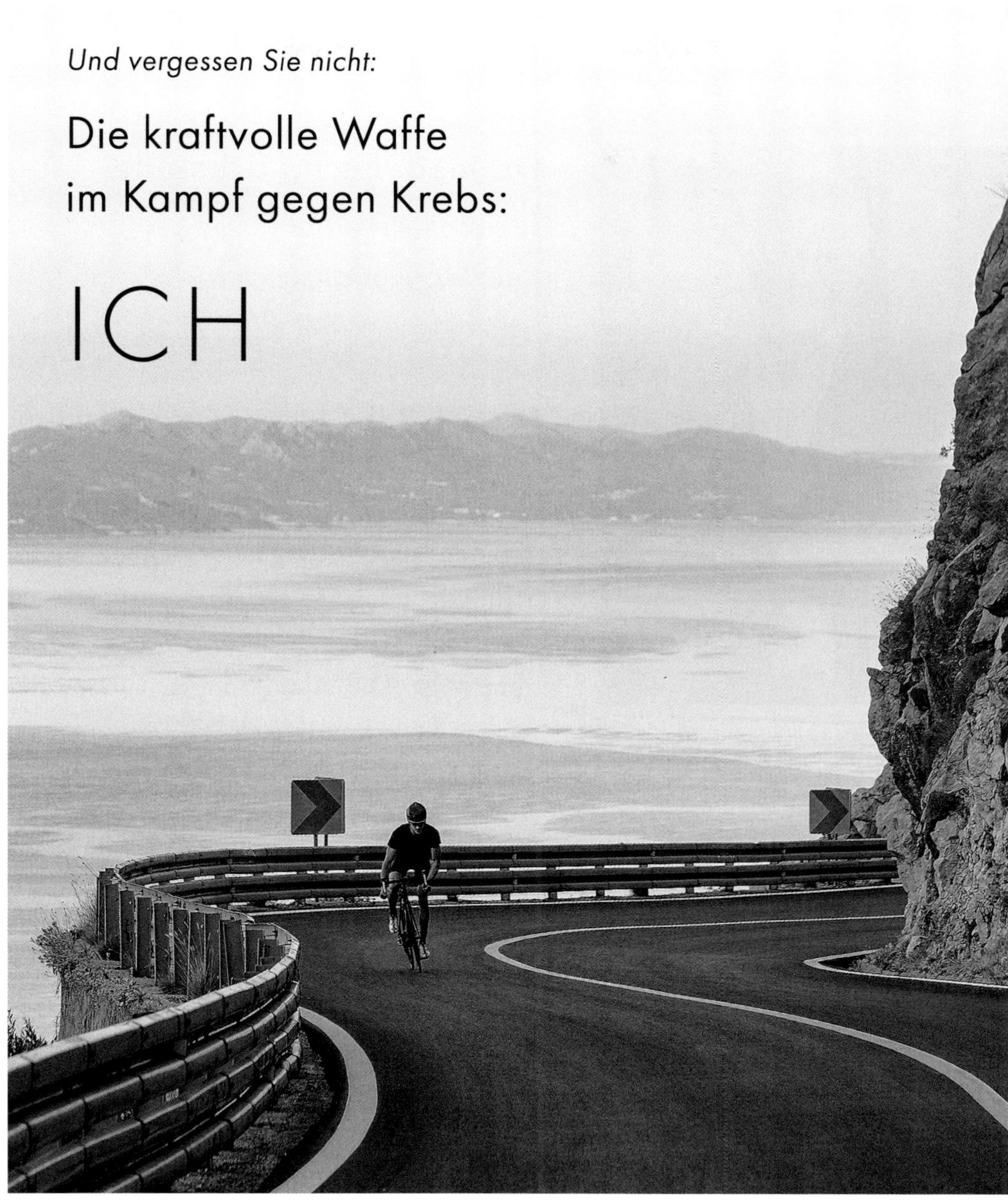

Foto: stock.adobe.com (Stalovyerov)

Forschungen in einer klinischen Studie gegen bösartige Hirntumore laufen bereits und die präklinischen Ergebnisse dieser Impfung waren vielversprechend.

Mutig nach vorne schauen!

Über den Autor

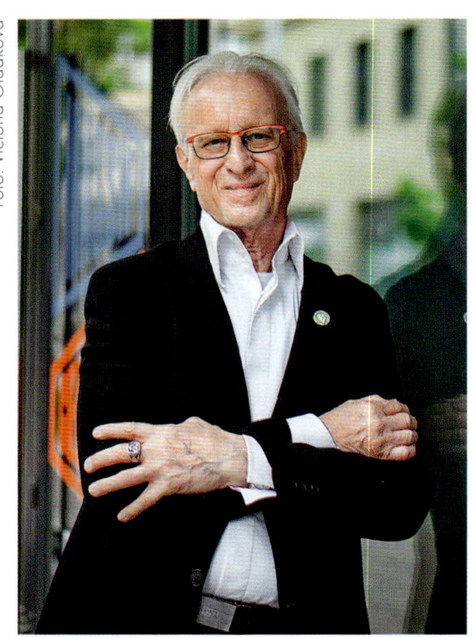

Foto: Victoria Gladkova

Dr. med. Bernd Schmude, Sommer 2023

Dr. med. Bernd Schmude

Initiator, Referent und Motivationscoach

Dr. med. Bernd Schmude ist der Initiator des Vereins STARK gegen KREBS e.V., der 2013 gegründet wurde, und sein Erster Vorsitzender. Mit Vorträgen ist Dr. med. Bernd Schmude im gesamten deutschsprachigen Raum ehrenamtlich als Motivationscoach unterwegs. Die Aufklärungsarbeit im Bereich Krebserkrankungen und die mentale und fachliche Unterstützung von Erkrankten wie auch ihres Umfelds, der Verwandten, Angehörigen und Freunde, sind ihm ein großes Anliegen, Berufung. Er bringt dafür eine breite Expertise mit, beginnend mit seiner Fachkompetenz als Mediziner bis hin zu einer eigenen überwundenen Krebserkrankung. Er ist vielseitig interessiert und hat am eigenen Leib erfahren, dass Leben nicht immer leicht und geradlinig ist, aber dass es dennoch oftmals sogar besser kommen kann als geplant. Schmude weiß, wovon er spricht.

Dr. Bernd Schmude, geboren am 11. Dezember 1951 in Frankfurt, war als Arbeitsmediziner 27 Jahre für die Vacuumschmelze in Hanau als Leitender Betriebsarzt tätig.

Aus einer Arbeiterfamilie stammend besuchte er zunächst die Realschule, die er mit einem denkbar schlechten Zeugnis abschloss. Er wollte eine Ausbildung zum Mess- und Regelmechaniker bei der Farbwerke Hoechst AG machen. Der Aufnahmetest aber ergab, dass der Beruf des Chemielaboranten für ihn besser geeignet war. Also begann er bei den Farbwerken Hoechst eine Lehre zum Chemielaboranten.

Für den jungen Schmude allerdings war dies nur ein Pflichtprogramm; war seine wahre Passion doch künstlerischer Natur: Fotografieren, Zeichnen und Kunsthandwerk (Schmuckherstellung und Lederhandtaschen) sowie Theaterspiel und Pantomime hatten früh sein Interesse geweckt, und all dies sollte während der Ausbildung auch nicht ruhen. Er absolvierte einen Zeichen-Fernkurs an der „famous artist school" und bewarb sich bei der Werkkunstschule Offenbach, um Grafikdesign zu studieren. Das war damals mit dem Abschluss der Mittleren Reife möglich. Aber: Was er einmal angefangen hat, macht er auch fertig. So schloss er auf Anraten des Direktors seine Lehre im Labor noch ab, statt abzubrechen.

In der Zwischenzeit änderte sich jedoch die Zulassungsvoraussetzung für die Werkkunstschule Offenbach. Man verlangte fortan die Hochschulreife für den Einstieg ins Studium. Schmude disponierte um und schrieb sich stattdessen am Abendgymnasium Frankfurt ein. Entgegen den Erwartungen seiner Familie schloss er dort schließlich das Abitur mit einer hervorragenden Note ab.

Nebenbei verpflichtete er sich für zehn Jahre beim Katastrophenschutz. Er fuhr Krankenwagen beim Roten Kreuz Frankfurt und jobbte als Pflegehelfer im Klinikum Frankfurt-Höchst.

Währenddessen wurde seine Leidenschaft für die Medizin entfacht. Er jobbte nämlich nebenbei nicht nur als Zeitungsausfahrer, sondern unter anderem auch als Helfer im Tierstall des Max-Planck-Institutes für Hirnforschung in Frankfurt und als wissenschaftlicher Mitarbeiter und später als Doktorand für Grundlagen der Epilepsie unter dem damaligen Direktor Prof. Dr. Hassler.

Schmude nahm das Medizinstudium auf. Von 1975 bis 1983 studierte er Humanmedizin an der Johann Wolfgang Goethe-Universität in Frankfurt und absolvierte erfolgreich seinen Facharzt in Allgemein- und Arbeitsmedizin mit der Zusatzbezeichnung Sport- und Umweltmedizin. Die Approbation folgte 1983, Promotion 1993. Hinzu kamen Zusatzqualifikationen im Bereich Ernährungsmedizin und Kleine Psychotherapie. Weiterbildungen in Naturheilverfahren und in den Bereichen Autogenes Training, Progressive Muskelrelaxation und Hypnose kamen hinzu.

Seit 2017 ist Bernd Schmude im „Un-Ruhestand“. Nach Tätigkeiten in verschiedenen Unternehmen ist er seit September 2020 als freiberuflicher Arbeitsmediziner unter anderem für den TÜV Hessen aktiv.

In seiner Freizeit widmete Schmude sich dem Theaterspielen. 1968 trat er dem Amateurtheater „Höchster Bühne 63“ bei, dessen Leitung er später übernahm, und spielte dort in Kindermärchen und Komödien. Mit dem „Höchster Avantgarde Theater“ (1968 bis 1970) wurden Stücke bekannter Autoren des „absurden Dramas“ auf die Bühne gebracht, unter anderem von Samuel Beckett und Eugène Ionesco. Nach Besuchen der Tanz- und Theaterwerkstatt Fe Reichelt in Frankfurt und Seminaren unter anderem bei Samy Molcho war Schmude von 1979 bis 1982 Mitglied im „Traumtänzer-Pantomimentheater“.

1983 gründete Schmude sein eigenes „Panoptikum – Pantomimen-Theater Frankfurt“, spielte auf Straßenfesten und bei der Documenta in Kassel und verfasste eigene Theaterstücke. Er entwickelte unter anderem eine pantomimische Bühnenfassung des „Traumfresserchens“ von Michael Ende und das pantomimische Drama „Szenen (k)einer Ehe“.

Auch mit Zauberkunst befasste er sich im Rahmen seiner Bühnentätigkeit. Seit 1990 ist er nach erfolgreich absolvierter Aufnahmeprüfung Mitglied im Magischen Zirkel von Deutschland (MZvD), der Vereinigung der Berufs- und Amateurzauberkünstler.

Am 28. April 1998 erhielt Schmude die Diagnose Lymphdrüsenkrebs/Mantelzell-Lymphom im Endstadium. Man prognostizierte ihm eine Lebenserwartung von drei Jahren. Er begann eine Chemotherapie, die zunächst anschlug. Doch ein Jahr später war der Krebs zurück. Sein behandelnder Arzt in der Heidelberger Uniklinik riet ihm, sein Leben so gut und so lange wie möglich zu genießen, bevor er die einzig verbleibende Therapie beginnen würde. Diese würde auch später noch anschlagen – oder eben nicht. Bis 2000 hielt Schmude durch. Dann starteten eine Hochdosis-Chemotherapie und eine autologe Stammzelltransplantation samt Tumorrestbestrahlung im Aortenbogen. Die Therapie schlug an. Das war vor 24 Jahren. Seitdem geht es ihm gut.

Zwölf Jahre später suchte Schmudes Freund, Jens Rusch, einen Referenten für die Brunsbütteler Krebsinformationstage. Ohne einen Vortrag in petto zu haben, sagte Bernd Schmude zu und entschied sich aus dem Bauch über Krebs und Psyche referieren zu wollen. Innerhalb von drei Monaten arbeitete er sich intensiv in das Thema ein und hielt dann seinen Vortrag vor vollem Haus in Ruschs Galerie in Brunsbüttel. Die positiven Rückmeldungen zu seinem Vortrag, der als sehr hilfreich empfunden wurde, motivierten Schmude weiterzumachen. Er hatte ein Ziel vor Augen: Er wollte noch mehr Menschen erreichen. Und nicht nur diejenigen, die an Krebs erkrankt sind, sondern auch die Überlebenden, ihre Angehörigen und Freunde.

Am 16. Februar 2013 gründete er den Verein STARK gegen KREBS e. V. in Frankfurt. Den Vereinsnamen übernahm Schmude von Rusch. Rusch hatte bereits seit vielen Jahren unter dem Motto „Stark gegen Krebs" die „Wattolümpiade" in Brunsbüttel organisiert: ein Wettstreit von Freizeitsportlern, der jedes Jahr mehrere Tausend Zuschauer anzieht und dessen Erlös die Beratung Krebserkrankter finanziert.

Seit der Gründung des Vereins STARK gegen KREBS e. V. ist Bernd Schmude in ganz Deutschland und im Ausland unterwegs, um Menschen Mut zu machen und ihnen Wege aufzuzeigen, wie sie trotz ihrer Erkrankung ein lebenswertes Leben leben und im besten Fall sogar ganz geheilt werden können. Ganz genauso wie er selbst.

Schmude unterstützt auch Angehörige, Freunde und Bekannte im Umgang mit Betroffenen und der Krankheit. Er gibt ihnen Mut und Tipps, sowohl mit seiner bundesweiten Vortragstätigkeit „Diagnose Krebs – Mit Optimismus Leben verändern" als auch mit telefonischen, kostenlosen Beratungen für Betroffene und Angehörige. In zehn Jahren hielt er mehr als 140 Motivationsvorträge. Nebenbei sammelt er bei seinen Vorträgen Geld für karitative Einrichtungen im Kontext Krebs – bis heute (Stand Anfang 2024) mehr als eine Viertelmillion Euro. Seine Reise- und Hotelkosten trägt er selbst. Bei seinen Vorträgen vermittelt Schmude vor allem Motivation und Lebensfreude sowie Lebensmut und Optimismus.

Es geht Schmude vor allem darum, Menschen Mut zu machen, die an Krebs erkrankt sind, sie aufzubauen und sie darin zu stärken, für sich zu kämpfen, sich nicht aufzugeben. Selbstredend, dass Bernd Schmude vor dem Hintergrund

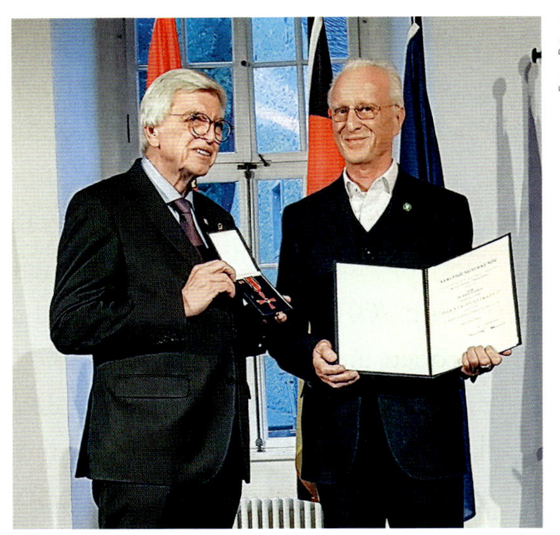

Foto Privat

Volker Bouffier, Ministerpräsident a. D. übergibt Dr. med. Bernd Schmude im Sommer 2021 in Frankfurt am Main das Bundesverdienstkreuz.

seiner eigenen Erfahrung und auf Basis seiner beruflichen Kompetenz als Doktor der Medizin eine hohe Kompetenz, Akzeptanz und Glaubwürdigkeit genießt.

In seinen Vorträgen geht es darum, Resilienz zu steigern, Selbstvertrauen aufzubauen, Ziele zu erreichen, Lebensqualität zu gewinnen, Spaß am Leben zu haben, ein besseres Leben zu erreichen, entspannter durchs Leben zu gehen, die Psyche zu festigen, Verhaltensweisen zu ändern, vorzubeugen, das Immunsystem zu stärken, Gesundheit zu erhalten, Krankheiten zu verarbeiten, emotionale Herausforderungen zu bewältigen, Selbstwirksamkeit zu stärken und Stress zu managen.

In Anerkennung seines Engagements und seiner karitativen Tätigkeit wurde Bernd Schmude im Jahr 2021 vom Bundespräsidenten das Bundesverdienstkreuz verliehen.

Kurze Zusammenfassung

- Körper, Geist und Immunsystem haben einen wechselseitigen Einfluss aufeinander!
- Sie haben 100 Milliarden Helfer in ihrem Kopf (Neuronen, Zellen, die den gesamten Organismus steuern), um gesund zu werden!
- Viele sehr unterschiedliche Mechanismen können Krebs verursachen, und viele unterschiedliche Methoden können helfen zu überleben.
- Vermeiden Sie Stress! Entspannungstechniken, Progressive Muskelrelaxation (PMR), Autogenes Training, Qigong, Yoga, Meditation etc. helfen Ihnen bei der Entspannung.
- Setzen Sie sich bewusst mit Ihrer Krankheit, dem Krebs, auseinander.
- Die Abwehr mental beeinflussen: Sie haben es selbst in der Hand. Die Macht der Gedanken!
  Z. B. „Ich werde wieder gesund!", „Mein Tumor wird aufgefressen!"
- Die Gedanken, die Sie denken, erzeugen Ihre Gefühle. Und Sie selbst können dazu beitragen, gute Gefühle zu haben!
- Oftmals ist es nicht möglich, die Situation zu ändern, jedoch sehr wohl die Einstellung dazu!
- Visualisieren Sie: z. B. „werfen Sie Ihren Krebs aus dem Körper raus oder schließen Sie ihn in eine Truhe ein!"
- Schreiben Sie ein Tagebuch über Ihre tägliche psychische Verfassung! Das Aufschreiben Ihrer Probleme hilft Ihnen, besser damit zurechtzukommen.

- Schreiben Sie jeden Tag fünf Erlebnisse auf,
  die an diesem Tag gut waren, was Sie an diesem Tag Schönes
  und Positives erlebt haben.

- Streichen Sie alle negativen Wörter und Sätze aus Ihrem Wortschatz.

- Malen Sie, basteln Sie, werden Sie kreativ!
  Kreative Menschen haben bessere Überlebenschancen und
  kommen meist auch besser mit ihrer Krankheit zurecht!

- Optimisten leben länger! Wenn Sie kein Optimist sind,
  nehmen Sie die Hilfe der Psychotherapeuten oder Psychoonkologen
  in Anspruch.
  Jeder kann lernen, ein Optimist zu werden!

- Seien Sie lebensbejahend. Leben ist eine Alternative!

- Stellen Sie sich der Herausforderung!

- Lachen Sie öfter! Sie steigern damit Ihr körpereigenes Abwehrsystem!
  Es ist nachgewiesen, dass Lachen die Anzahl der natürlichen Killerzellen/
  Abwehrzellen (NK-Zellen) im Blut erhöht!

- Moderater Ausdauersport hilft, die Abwehr zu stärken!
  Jeden zweiten Tag 30 Minuten strammes Gehen würde schon
  ausreichen! Mehr ist natürlich besser!
  Auch während der Behandlung mit Chemotherapie oder
  Bestrahlung hilft es Ihnen, Sport zu treiben. Neben dem Ausdauersport
  hat auch unter anderem Kraftsport einen positiven Effekt auf die
  Nebenwirkungen während der Therapien!

- Ernähren Sie sich gesund mit ausreichend Obst und Gemüse,
  essen Sie wenig Fleisch.

- Rauchen Sie nicht. Trinken Sie keinen, beziehungsweise wenn,
  dann nur wenig Alkohol.

- Krebsdiäten gibt es nicht!
- „Krebs-Wundermittel“ auch nicht!
- Holen Sie sich ggfs. Hilfe bei einem Psychotherapeuten bzw. Psychoonkologen!
- Akzeptieren Sie die Diagnose, aber nicht die Prognose.
- Wenn man jeden Tag lebt, als wär's der letzte,
  wird man irgendwann Recht haben.
  Genießen Sie jeden Tag so, als wenn es Ihr letzter wäre!
- Und ganz wichtig: Es ist niemals zu spät, mit Veränderungen anzufangen!

Weitere Links zu wichtigen Websiten mit verlässlichen Informationen zu verschiedenen Themen finden Sie auf unserer Homepage:

www.STARKgegenKREBS.de (unter „Tipps")

STARK gegen KREBS e.V.

Verwendete Literatur, weitere Quellen

„Psychoneuroimmunologie und Psychotherapie"
von Christian Schubert
Verlag: Schatthauer 2018

„Psychoonkologie"
Psychoonkologische Aspekte der Entstehung und Bewältigung von Krebs
von Volker Tschuschke
Verlag: Schatthauer 2011

„Gehirn, Psyche und Körper"
Neurobiologie von Psychosomatik und Psychotherapie
von Johann Capar Rüegg
Verlag: Schatthauer 2005

„Achtsamkeit und Krebs"
Hilfen zur emotionalen und mentalen Bewältigung von Krebs
von Katja Geuenich
Verlag: Schatthauer 2013

„Praxis Psychoonkologie"
Psychoedukation, Beratung und Therapie
von Gabriele Angenendt, Ursula Schütze-Kreilkamp, Volker Tschuschke
Verlag: Haug 2011

„Die Neurobiologie des Glücks“
Wie die Positive Psychologie die Medizin verändert
von Tobias Esch
Verlag: Thieme 2017

„Psychotherapie gegen den Krebs“
von Lawrence LeShan
Verlag: Klett-Cotta, Stgt. 2008

„Lehrbuch der Naturheilverfahren“
Von Klaus-Christof Schimmel
Verlag: Hippokrates 1990

„Das Anti Krebs Buch“
von David Servan-Schreiber
Verlag: Goldmann 2012

„Die Neue Medizin der Emotionen“
von David Servan-Schreiber
Verlag: Goldmann 2006

„Du bist das Placebo“
Bewusstsein wird Materie
von Joe Dispenza
Verlag: Koha 2014

„Positives Denken von A-Z“
So nutzen Sie die Kraft des Wortes, um Ihr Leben zu ändern
von Vera F. Birkenbihl
Verlag: mvg 2001

„Verborgene Kräfte wecken“
Stärkende Selbsthypnose bei Krebs
von Sigrun Kurz
Verlag: Junfermann 2014

„Leben Sie ihr Glück“
Warum Sie alles haben, was Sie zum Glück brauchen, und wie Sie es nutzen
von Michael Spitzbart
Verlag: Goldmann 2005

„Mind & Body“
Wie unser Gehirn die Gesundheit beeinflusst
von Johann Capar Rüegg
Verlag: Schatthauer 2010

„Die Mañana-Kompetenz“
Entspannung als Schlüssel zum Erfolg
von Gunter Frank, Maja Storch
Verlag: Piper 2010

„Achtsamkeit für Psychotherapeuten und Berater“
von Zarbock, Ammann, Ringer
Verlag: Beltz 2012

„Willkommen in der Gehirn-WG"
Warum wir tun. Was wir tun – privat und im Beruf
von Jürgen Fuchs
Verlag: Frankfurter Allgemeine Buch 2018

„Time is honey"
Vom klugen Umgang mit der Zeit
von Karlheinz A. Geissler, Jonas Geissler
Verlag: Oekom 2015

„Fit ohne Geräte"
Training mit dem eigenen Körpergewicht
von Mark Lauren
Verlag: Riva 2011

„Neurohacks"
Gehirngerecht und glücklicher arbeiten
von Friderike Fabritius und Hans Werner Hagemann
Verlag: Campus 2021

„Bauchentscheidungen"
Die Intelligenz des Unbewussten und die Macht der Intuition
von Friderike Fabritius und Hans Werner Hagemann
Verlag: Goldmann 2008

„Der beste Sommer unseres Lebens"
Überleben ist erst der Anfang
Roman nach einer wahren Geschichte
von Michelle Spillner
Verlag: adeo 2019

„Wieder gesund werden"
Anleitung zur Aktivierung der Selbstheilungskräfte für Krebspatienten und ihre Angehörigen (Übungen mit CD)
von O. Carl Simonton, Stephanie Matthews Simonton, James Creighton
Verlag: Rohwolt 2018

„Antworten auf 100 Fragen zum Thema Krebs"
Informationen für Patienten, Angehörige und alle Interessierten
von Anne Schlaaf, Dr. Gerhard Schneider
Verlag: dreie 2013

„Verborgene Kräfte wecken"
Stärkende Selbsthypnose bei Krebs, mit CD
von Sigrun Kurz
Verlag: Junfermann 2014

„Krebs und Sport"
Ein Ratgeber nicht nur für Krebspatienten
von Fernando C. Dimeo, Thomas Kubin, A. Krauth, Markus Keller, Armin Walz
Verlag: Weingärtner 2006

Weitere Quellen waren Seiten aus dem Netz von:
DocCheck, Univadis Nachrichten, Gelbe Liste, Medscape,
Ärzte Zeitung, Deutsches Ärzteblatt, Coliquio News, Springer Medizin
sowie diverse Zeitschriften

Buchtipp

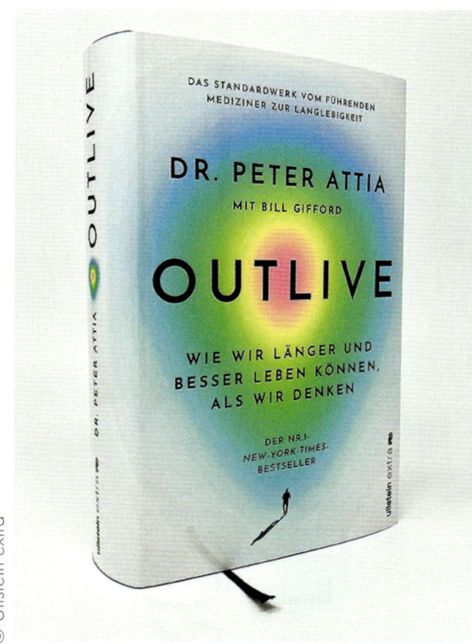

OUTLIVE

Wie wir länger und besser leben können als wir denken

Von Dr. Peter Attia mit Bill Gifford

New-York-Times-Bestseller;
Verlag: Ullstein extra 2024

Besonders zu beachten:
Kapitel 8, „Zellen außer Kontrolle" – Neue Wege im Kampf gegen den Killer namens Krebs.

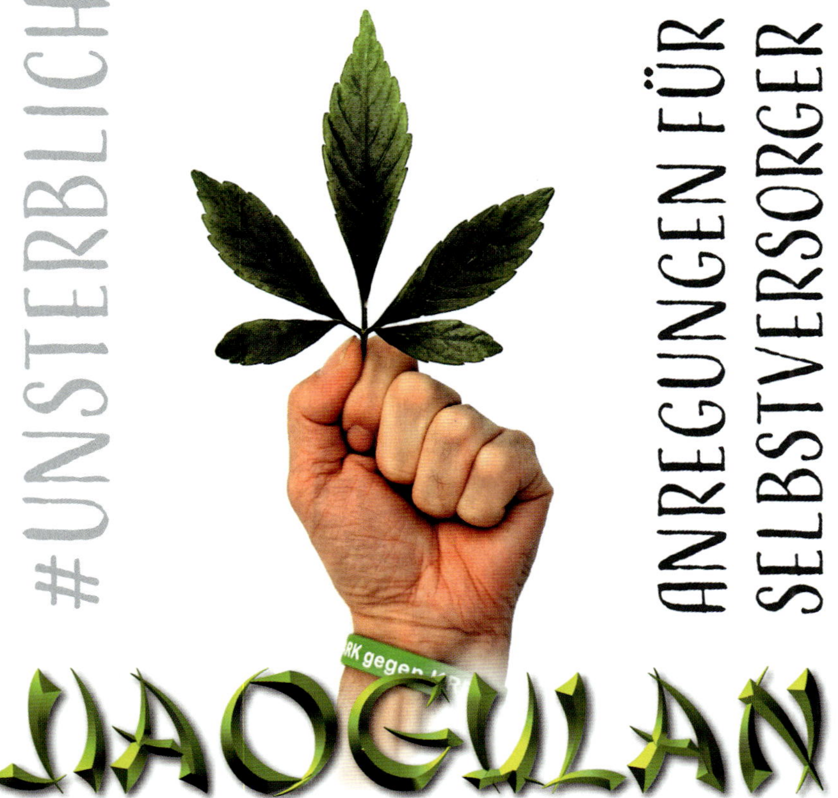
JENS RUSCH
#UNSTERBLICHKEITSKRAUT
ANREGUNGEN FÜR
SELBSTVERSORGER
JIAOGULAN

Buchtipp

Das Internet ist ein unkontrollierbarer Nährboden für Heilsversprecher und Scharlatane. Da tut es gut, wenn sich jemand kraftvoll und vertrauenswürdig von ebendiesen abgrenzt.

Der medizinische Fachbereich Komplementärmedizin darf auf keinen Fall mit unlauteren Informationen und Vermarktungsmethoden verwechselt werden. So wie eine gesunde Ernährung einen kranken Körper wieder aufbauen hilft, so kann durch geeignete Naturmedizin durchaus gezielt und erprobt auch unser körpereigenes Immunsystem unterstützt werden.

Jens Rusch hat sich für seine Eigentherapie nach einer schweren Krebserkrankung 2005 aus Südostasien die Pflanze Gynostemma pentaphyllum, bei uns bekannt als „Jiaogulan", mitgebracht und in seinem Künstlergarten kultiviert. Acht Jahre verschenkte er Überschüsse an ebenfalls Krebsbetroffene und sammelte akribisch authentische Erfahrungsberichte. Dann baute er eigene Gewächshäuser und beliefert heute Betroffene in ganz Europa. Über eine amerikanische Zulassungsbehörde besorgte er sich Laborberichte und fasste seriöse Berichte und seine eigenen Zucht-Erkenntnisse nun zu einem Buch zusammen. Viele dieser klinischen Studien stammen aus China und wurden fachkundig übersetzt und überprüft.

Das Buch ist hier erhältlich: www.jiaogulan-rusch.com

Im Rahmen der Veranstaltungsreihe „Krebsinformationstage" in Brunsbüttel hält Rusch selbst Vorträge über Komplementärmedizin. Die Vorträge werden vom Krebsberatungszentrum Westküste in Abstimmung mit der Schleswig-Holsteinischen Krebsgesellschaft organisiert. Der onkologische Arbeitskreis der Westküstenkliniken ernannte ihn zu seinem Ehrenmitglied.

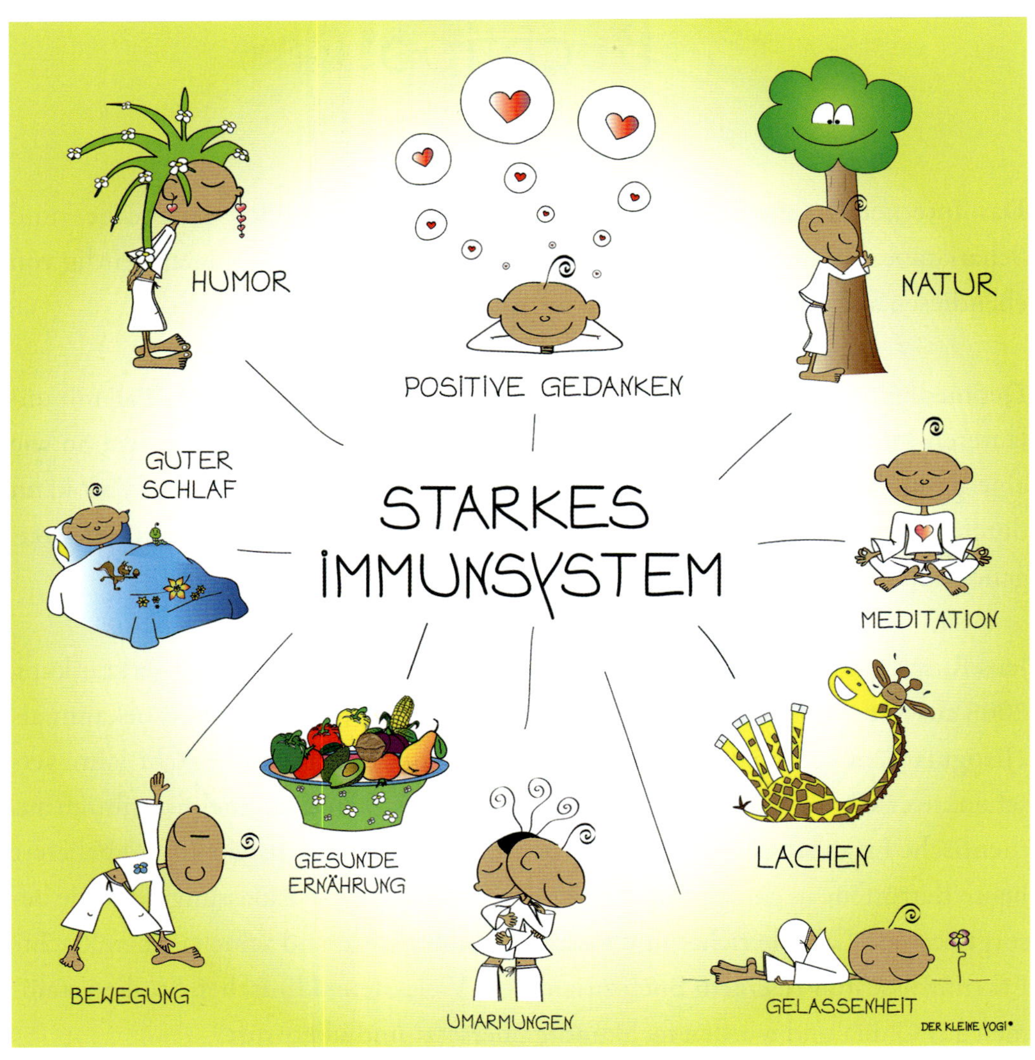

Mit freundlicher Genehmigung des Verlags „Der kleine Yogi", A-4861 Schörfling a. Attersee, www.derkleineyogi.at/